AF588989

ANALYSE CHIMIQUE

DES

EAUX THERMALES SULFUREUSES

D'AIX-LA-CHAPELLE ET DE BORCETTE,

PAR FRANÇOIS LAUSBERG,

PHARMACIEN A AIX-LA-CHAPELLE.

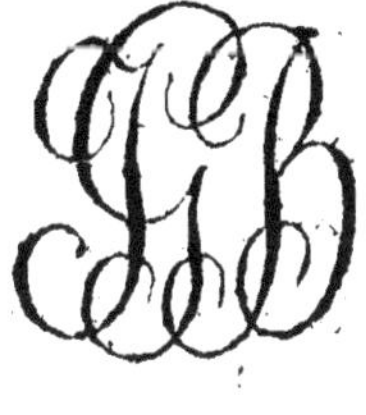

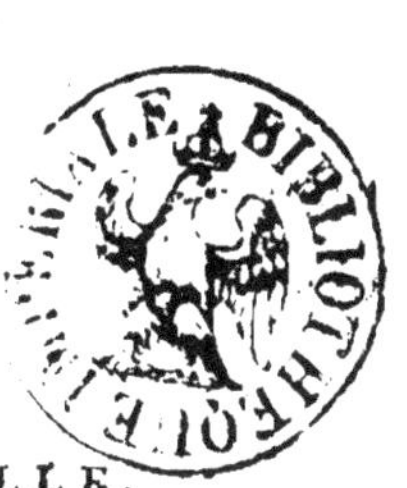
BIBLIOTHEQUE IMPERIALE

À AIX-LA-CHAPELLE,

Chez DD.-P. LA RUELLE, Libraire.

Et se trouve aussi

Chez LENORMANT, rue des Prêtres-St.-Germain-l'Auxerois, à Paris.
Chez STAPLAUX, rue de la Madeleine, à Bruxelles.
Chez AMAND KŒNIG, à Strasbourg.

1810.

A MONSIEUR VAUQUELIN,

MEMBRE DE L'INSTITUT DE FRANCE.

Hommage de respect

et

de vénération

pour

le ***CHIMISTE*** *profond.*

FRANÇOIS LAUSBERG.

L'Auteur a déposé, conformément à la loi, deux exemplaires de son ouvrage à la bibliothèque impériale, et se réserve de poursuivre les contrefacteurs; il ne répond que des seuls exemplaires qui seront signés par lui-même.

AVERTISSEMENT.

JE venais d'achever mes cours chez l'étranger. De retour dans mon pays natal, je formai le projet d'examiner les eaux thermales d'Aix-la-Chapelle, mais les soins que je devais donner à mon état de pharmacien, m'empêchèrent pendant long-tems de l'exécuter : un hasard enfin me décida.

Il y a à-peu-près sept ans que M. Gimbernat, savant Espagnol, vint prendre les eaux d'Aix-la-Chapelle; il fit connaissance avec moi et me proposa de les analyser ensemble. J'acceptai la proposition avec plaisir, et nous commençames avec la certitude d'avoir devant nous une eau saturée de gaz hydrogène sulfuré. Après avoir visité les sources, tant de l'intérieur de la ville que de l'extérieur, nous arrêtâmes notre plan d'analyse.

Ce qui nous parut au premier coup-d'œil digne d'examen, ce furent les bulles d'air qui se dégagent si fréquemment du fond des sources. Elles excitèrent surtout notre attention particulière quand nous découvrîmes que c'était du gaz azote. Cette découverte, ainsi que les différences rémarquables que notre eau sulfureuse nous fournit, avec plusieurs des principaux réagens, en comparaison d'autres eaux sulfureuses, nous détermina de la considérer sous un autre point de vue et de changer notre plan d'analyse.

Les opérations que je fis avec M. Gimbernat, se dirigèrent principalement sur le gaz hépatique, contenu dans l'eau minérale. J'en rends compte dans le même ordre avec lequel nous avons procédé. M. Gimbernat s'était chargé de rédiger et de publier l'ouvrage, aussitôt que notre analyse serait faite; mais ce digne ami projetta un petit voyage, et nous résolûmes de reprendre, à son retour, nos travaux analytiques : j'eus la douleur de ne point le voir revenir. Je continuai alors seul l'analyse; je renouvellai plusieurs essais douteux que nous avions faits ensemble, et j'en ajoutai de nouveaux. C'est le résultat de ces essais que je donne au public aujourd'hui.

Il ne m'appartient pas de parler des vertus des eaux : de nos jours MM. Veling, Lesoinne, Solders et Kortum ont traité cette partie. Il n'entre pas non plus dans mon plan de décrire les agrémens de la ville et de ses charmans environs, M. Poissenot, dans son Coup-d'œil sur Aix-la-Chapelle, les a suffisamment fait connaître et son ouvrage instruira agréablement l'étranger qui le lira. Mon vœu se borne à ce que l'on tire quelqu'avantage de ces expériences, et cette récompense sera la plus douce et la plus chère à mon cœur.

J'avoue de bonne foi que mon ami eut mieux rédigé que moi, l'ouvrage que je mets au jour; mais je ne reçois plus de ses nouvelles, et ses amis ont annoncé dans plusieurs journaux, l'analyse que nous avons faite ensemble, des eaux thermales d'Aix-la-Chapelle et de Borcette. Ce que ceux-ci ont dit du gaz azote libre qui se dégage de la source, et de la combinaison gazeuse du soufre avec l'azote, a fixé l'attention publique. D'ailleurs, je sais que M. Gimbernat a communiqué, à des personnes d'Aix-la-Chapelle, plusieurs de nos expériences, et comme je ne sache pas qu'il ait publié notre analyse, il m'a paru qu'il m'était bien permis d'entreprendre moi-même cette tâche, tant pour ce que nous avons fait en commun, que pour ce que j'ai essayé seul.

Les essais analytiques de nos eaux, qui ont une origine presque aussi ancienne que leur application à l'art de guérir, n'eurent pas un grand succès dans les tems reculés. Ces essais ne sont aujourd'hui d'aucune utilité, parce que on y place des substances qui n'ont jamais entré dans la composition de ces eaux. La nouvelle chimie devait seule éclairer cette partie; aussi M. Kortum, qui a pris pour guide le flambeau de la science, s'est-il acquis beaucoup de mérite, et son ouvrage, qui parut en 1798, est aussi intéressant par les analyses qu'il donne, que par le traité médicinal qu'il contient.

Je désire que mon travail, quelque imparfait qu'il soit, ait quelque intérêt et qu'il puisse être accueilli. Je décris les essais avec une exactitude scrupuleuse. *Je ne hasarde pas d'affirmer positivement que l'eau thermale d'Aix-la-Chapelle contient du gaz azote sulfuré; je m'abstiens de même d'inventer une théorie pour expliquer les faits*, je rapporte simplement ce que j'ai trouvé dans cette eau, et j'en déduis quelques conséquences qui m'ont paru avoir pour elles la vraisemblance.

J'annonce en dernier lieu que les sources d'Aix-la-Chapelle se divisent en supérieures et en inférieures; qu'elles paraissent avoir la même origine, et qu'elles ont leur lit entre des rochers calcaires bituminifères avec chaux carbonatée rhomboïdale et fer sulfuré, ainsi que nous l'avons observé au bain de la Rose. J'indique que les sources supérieures, telle que la source du bain de l'Empereur, se distingue principalement par un produit de soufre, qui se sublime en quantité considérable et s'attache à la partie supérieure de la voûte, et que l'eau de cette source nous a particulièrement servi dans l'analyse. Enfin je fais voir la différence des parties constitutives dans les autres sources, soit d'Aix-la-Chapelle, soit de Borcette.

Aix-la-Chapelle, le 29 juillet 1810.

ANALYSE CHIMIQUE

DES

EAUX THERMALES SULFUREUSES

D'AIX-LA-CHAPELLE ET DE BORCETTE.

PROPRIÉTÉ ET ANALYSE de la source chaude d'eau sulfureuse, au bain de l'Empereur, à Aix-la-Chapelle.

I. *Température.*

APRÈS l'ouverture du réservoir de la source principale, on introduisit un thermomètre de Reaumur, attaché à une ficelle et posé dans un verre, perpendiculairement dans l'eau minérale aussi profondément que possible; on l'y laissa submergé pendant environ vingt-cinq minutes, ensuite de quoi il fut retiré subitement et le thermomètre se trouva à quarante-cinq degrés.

Comme ce réservoir reste pendant toute l'année fermé, qu'on ne l'ouvre que rarement et même qu'alors il ne reste ouvert que peu d'heures, il fut impossible de se servir de l'eau tirée directement du réservoir pour les analyses et on fut obligé d'employer l'eau qui a passé par un tuyau, lequel tuyau communique avec la source et sert à remplir les bains.

Sachant que tant petit que le diamètre du passage soit, l'eau doit y perdre de son calorique, il était essentiel de mesurer aussi après ce passage la température de l'eau et de la comparer avec celle de la source.

Pour faire cette expérience on appliqua à l'orifice du tuyau un thermomètre de Reaumur et lorsque l'eau avait coulé pendant quinze minutes et qu'il était à présumer qu'elle eut le maximum de sa température, ce thermomètre marqua quarante-trois degrés.

On trouve un déficit de deux degrés qui sans doute ne peut faire aucun préjudice à l'analyse.

II. *Odeur.*

L'odeur de cette eau sortant en vapeurs de la source est perçante et on la sent d'assez loin ; cette odeur n'est pas facile à définir et diffère sensiblement de celle du gaz hydrogène sulfuré qu'on a comparé avec.

Cette eau minérale perd à l'air atmosphérique son odeur, et un verre rempli, qu'on avait exposé à l'air libre, n'avait presque aucune odeur après dix minutes d'exposition.

III. *Saveur.*

La saveur est tout aussi difficile à définir. Au premier goûter elle est fade et passe à un amer salin ; l'eau en perdant l'odeur, perd en même-tems beaucoup de son goût désagréable.

IV. *Clarté.*

Cette eau prise récemment de la source est parfaitement claire; exposée à l'air atmosphérique il se dégage des petites bulles d'air.

il se forme sur la surface une fine pellicule cristalline grise, qui étant remuée, trouble un peu l'eau et se précipite même sans commotion, peu à peu, au fond du vase.

Ces variations ne s'observent pas aussi bien avec un verre rempli de cette eau minérale qu'aux bains qu'on a nouvellement remplis; ici il arrive ce que M. le médecin Kortum indique dans son Traité physico-médicinal, c'est-à-dire qu'il se forme sur la surface une pellicule grise, grasse au toucher, qui fait peu à peu, sur le fond des bains, une espèce de limon (qu'on ne peut pourtant comparer, à cause de sa petite quantité et de ses parties constituantes, à celui des eaux sulfureuses d'Allemagne, selon le traité de M. Westrumb.)

Quand cette eau a séjourné quelque tems dans les bains, elle devient blanchâtre, ensuite après plusieurs heures bleuâtre et à la suite de plusieurs jours noirâtre.

On pourrait bien attribuer ce changement de couleur à la décomposition du gaz hépatique, il y a pourtant à présumer que c'est l'effet d'une toute autre cause, car si ce changement de couleur arrivait par la décomposition

sition susdite, il faudrait qu'il se dégageât du soufre, mais il sera prouvé par la suite qu'on n'en trouva jamais, ni dans la pellicule, ni dans le limon.

V. *Gaz.*

Du fond de la source il s'élève continuellement de petites et grandes bulles d'air qui viennent créver à la surface : on ne les aperçoit pas toujours dans la même quantité; mais si elles provenaient d'un seul point, on en pourrait aisément remplir plusieurs flacons dans l'espace d'une heure.

Des expériences prouveront, dans le cours de cet ouvrage, que ces bulles d'air sont en plus grande partie du gaz azote.

VI. *Sublimé qui se forme à la source.*

Dans le réservoir de cette eau, où l'air atmosphérique a peu ou point d'accès, on trouve suspendu aux briques qui couvrent ce réservoir une grande quantité de soufre en forme cristalline splendide; il se forme peu à peu par l'espace du tems, et tant qu'il est exposé aux vapeurs de l'eau, il est d'une consistance molle et d'un jaune clair; en desséchant il devient friable, blanchâtre et perd son éclat. Dans les passages de l'eau, où l'air atmosphérique a plus d'accès et où les vapeurs sont pourtant enfermées, il se forme, selon le plus ou moins de contact de l'air atmosphérique, un sublimé de soufre acidulé et du sulfate de chaux entremêlé de soufre.

Presque au milieu d'un passage on trouva sur les pierres bleues une matière crasseuse, molle, très-acide au goût et de couleur noire; plus loin on trouva de très-beaux cristaux de sulfate de chaux sans la moindre partie de soufre.

A juger d'après ce qu'on vient d'exposer, il paraît que l'air atmosphérique, au lieu de précipiter le soufre de cette eau, comme il arrive en commun près d'autres sources d'eau sulfureuse (comme M. de Fourçroy, dans son analyse de l'eau sulfureuse d'Enghien et M. Westrumb, dans ses analyses des eaux sulfureuses d'Allemagne, le demontrent,) ce soufre est ici acidulé par le contact de l'air atmosphérique, car où cet air a plein accès, on ne trouva ni soufre sublimé ni soufre précipité, mais du sulfate de chaux et de l'acide sulfurique libre; et dans les lieux où l'air atmosphérique n'a de l'accès que de tems en tems, il se forme un sublimé de soufre, mêlé avec de l'acide sulfurique.

Dans les bains qui sont en plein contact avec l'air atmosphérique, le soufre ne se précipite pas non plus comme il a déjà été mentionné ci-dessus, mais les vapeurs qui en sortent forment de l'acide sulfurique, qu'on peut combiner aux alcalis et aux métaux suspendus en cette vapeur. Et si par un apparat distillatoire choisi on combine cette vapeur avec l'air atmosphérique on ne reçoit point de soufre sublimé, et l'eau qui passe dans le récipient contient de l'acide sulfurique et retient un peu de son odeur naturelle soufrée.

On peut conclure par ceci que la séparation du soufre de cette eau n'est point le résultat d'une action chymique, mais que c'est une simple séparation effectuée par la haute température.

Les sources de la ville qui ont des degrés de température moindre, fournissent bien moins de soufre.

Il y a une source à Borcette qui a cinquante-cinq degrés de température, selon le thermomètre de Reaumur. Elle fournit assez de preuves pour la prendre, en son origine, pour une source sulfureuse et cependant elle est dénuée de tout soufre : il est à présumer que la haute température de cette eau sépare le soufre avant que l'eau puisse percer.

VII. *Précipité.*

On trouve dans plusieurs grands bains, où les orifices des tuyaux, qui servent à remplir les bains, ne sont pas bien bouchés et où l'eau coule continuellement le long du mur des bains, qu'il se forme avec le tems, quand on ne fait pas nettoyer les murs, une petite quantité de mucilage blanc-jaunâtre, gras au toucher ; on le rencontre aussi dans les égouts de plusieurs sources ouvertes d'eau chaude sulfureuse hors la ville, où il couvre les pierres.

Ce mucilage est une combinaison de soufre toute particulière, qui se forme très-lentement; ce n'est pas un soufre pur, précipité par l'air atmosphérique : des expériences propres à cet objet, demontreront par la suite que l'eau contient cette matière en dissolution et en très-petite quantité.

M. Kortum fait mention, dans son traité, de petits bourbiers couverts de soufre, qu'on trouve dans les égouts des sources ouvertes d'eau chaude hors de la ville, ainsi que de pierres couvertes de soufre : on remarqua que ce fut sur les uns et les autres la matière mucilagineuse sus-indiquée.

VIII. *Sublimé qui se forme dans les chambres aux bains.*

Tous les physiciens, qui se sont occupés de ces eaux, font mention d'un sublimé salin, ressemblant à des fleurs sublimées, qui en hiver se collent contre les murs des chambres aux bains.

Celui-ci est d'une saveur rafraîchissante, douce astringente, et ressemble en quelque sorte au goût de l'eau de chaux, et la couleur en est d'un blanc sale.

Une petite portion de ce sublimé, qu'on mit sur un fer rougi au feu, ne changea pas; il ne changea pas non plus, lorsque dans ces mêmes circonstances on le mêla avec du charbon en poudre ; en le faisant rougir dans un petit creuset, la couleur changea un peu en gris seulement ; l'acide sulfurique excita une effervescence et produisit l'odeur du gaz hépatique, qui est propre à l'eau minérale ; l'acide muriatique produisit les mêmes effets.

Quatre-vingts grains de ce sublimé salin, sur lesquels on a versé de l'eau distillée chaude, ont laissé un résidu de vingt-un grains ; la solution rougit un peu le papier teint avec la racine de curcuma, et redonna la couleur à du papier teint avec le tournesol et qui s'était effacée. Comme il était à présumer que la saveur astringente, ainsi que les variations des couleurs de ces papiers teints proviennent de la muraille, on évapora la solution lentement et on la laissa cristalliser ; il se forma des cristaux de grandeur remarquable, qui ne firent point d'effervescence avec les acides ; elles avaient la saveur et la forme du sulfate de soude ; elles ne changèrent plus les couleurs végétales, et formèrent, avec la solution de l'acétate de baryte, du sulfate de baryte.

Le résidu de cette cristallisation, qui était

en très-petite quantité, se changea, sur une commotion du vase, en une gelée molle, laquelle se fondit dans l'eau froide et ne laissa que peu de résidu, qu'on trouva être du sulfate de chaux; l'acide muriatique ne dégagea rien de la solution de cette gelée; l'oxalate de potasse la troubla, et la solution du nitrate de baryte fit le même effet; la teinture spiritueuse de noix de galle la troubla en blanchâtre, et forma le jour suivant quelques flocons de couleur blanc-jaunâtre.

Les vingt et un grains du premier résidu firent, avec l'acide muriatique non concentré, de l'effervescence, et répandirent en même-tems l'odeur du gaz hépatique sus-indiqué : ici il resta un résidu indissoluble de six grains, qui ne se décomposa ni par le carbonate de potasse, ni par les acides.

La solution faite par l'acide muriatique ne fut point changée par l'ammoniaque caustique; et le carbonate de potasse précipita tout en carbonate de chaux.

Il résulte de ces faits que ce sublimé se forme en partie de l'eau et en partie de la muraille : ou il se dégage de l'eau du sulfate de soude, ou il s'en dégage du carbonate de soude, qui se transforme par les vapeurs de l'eau en sulfate de soude; car on se souviendra, que les vapeurs de cette eau minérale changent le soufre qu'elles contiennent, par l'accès de l'air atmosphérique, en partie en acide sulfurique; le carbonate de chaux et la chaux combinée au gaz hépatique, proviennent l'un du gaz acide carbonique, et l'autre du gaz sulfuré, qui se dégagent continuellement de l'eau minérale; ces sels sont vraisemblablement préservés de l'influence de l'air atmosphérique et d'une décomposition avec l'acide sulfurique, (qui se forme dans ces vapeurs) par une espèce de croûte saline qui doit les couvrir.

IX. *Poids spécifique.*

On procéda de différentes manières pour s'assurer du poids spécifique de notre eau minérale et on eut à peu près les mêmes résultats. L'aréomètre de Nicholson, par lequel nous avons comparé même volume d'eau thermale refroidie et d'eau distillée, nous a indiqué, à température égale de onze degrés Reaumur, que l'eau thermale pèse $\frac{2}{703}$ de plus que l'eau distillée; son poids spécifique est donc d'une petite fraction près 1,0002 = 1,000.

X. *Volatilité du gaz sulfuré.*

On exposa cette eau minérale, prise récemment de la source, à un feu assez vif, dans un vase ouvert; elle perdit son odeur à une chaleur qui ne surpassa que de quelques degrés sa température ordinaire, et les réagens démontrèrent, avant que l'eau commençât à bouillir, qu'elle avait perdu tout principe de soufre; entre ces faits il se dégagea sur les bords du vase de petites bulles d'air, et durant l'ébullition l'eau se troubla, sans pourtant changer de couleur; il se forma un précipité de carbonate de terres, qui ne contenait aucune particule de soufre.

En répétant cette expérience avec une plus grande quantité d'eau minérale, on eut les mêmes résultats.

On remarqua que si cette eau minérale est exposée au feu dans un apparat pneumato-chimique, elle exige une température plus élevée pour perdre son principe de soufre.

Cette eau minérale perd donc à l'air libre

bien plus vite son gaz hépatique que celles des autres sources sulfureuses connues, qui ne la perdent totalement qu'après l'ébullition continuée, comme le dit M. de Fourcroy dans son analyse de l'eau d'Enghien, chap. IV, où il s'explique ainsi : « on a laissé l'eau » bouillir un quart d'heure et après ce tems » on y a plongé une piéce d'argent pendant » une minute ; celle-ci était violette sur les » bords et dorée dans la surface intérieure ». Et M. Westrumb, dans son analyse des sources d'Eilsen, paragraphe 21 et 22 : « Elles ne » perdirent la propriété de se montrer en » eaux sulfureuses, envers les solutions mé- » talliques, que lorsque je les avais tenues » quelque tems en ébulliton. Les précipités » continrent du soufre. »

Que l'on compare cette expérience : la perte du gaz hépatique sans augmentation de température à l'atmosphère, l'odeur qui s'y propage, art. II; et l'acidification du soufre, art. VI, et l'on trouvera que le gaz hépatique est décomposé par l'air atmosphérique; que le soufre y est acidifié; mais que cette décomposition ne se fait pas au premier contact totalement, et que par conséquent l'air atmosphérique peut, pour un petit espace de tems, entraîner ce gaz hépatique sans tout à fait le changer.

XI. *Analyse de la pellicule et du précipité spontané des bains.*

On fit remplir un bain avec l'eau minérale, on le laissa exposé à l'air pendant quelque tems, sans que personne y touchât; quand la pellicule se fut formée sur la surface, on en prit une suffisante quantité avec une cuillère de bois, et on la fit sécher à une chaleur très-modérée; lorsqu'on fit tomber une petite portion de cette matière desséchée sur une braise ou sur un fer rouge, elle ne brûla pas, et n'exhala pas non plus une odeur sulfureuse.

On versa, sur 65 grains de cette substance, 15 onces d'eau distillée bouillante; on remarqua 48 heures après une odeur fort putride, qui se changea en 2 jours en odeur d'amandes amères; cette solution aqueuse laissa sur le filtre un résidu qui pesa 55 grains quand il fut séché; il y a donc 10 grains tant dissouts dans l'eau que détruits par la putréfaction; on évapora la solution transparente près d'un poële, il en resta une pellicule saline d'un goût amer salé, qui pesa 4 grains; ces 4 grains furent dissouts dans l'eau distillée, et quand on mêla de la teinture de curcuma avec cette solution, elle n'en fut point changée; la solution du nitrate de baryte y fit un précipité qui ne se dissolva pas dans l'acide nitrique, et après la séparation de ce précipité, la solution du nitrate d'argent n'y excita plus d'altération; ces 4 grains furent donc du sulfate de soude. Le premier résidu de 55 grains se dissolva avec forte effervescence dans l'acide muriatique non concentré et sans répandre aucune odeur de soufre, il resta un résidu d'environ 2 grains de couleur grise et qui fut invariable sur la braise.

En instillant dans la solution muriatique claire, d'une solution de potasse pure caustique, il se forma un précipité en flocons jaunes qui pesa deux grains; en y instillant de plus d'une solution de carbonate de soude chaude, on obtint 50 grains de carbonate de chaux.

Il résulte de ces faits que 65 grains de cette pellicule des bains contiennent;

En sulfate de soude . . . . 4 grains

En substance détruite par la putréfaction . . . . 6 grains.
Carbonate de magnésie 2

Et pour le reste du carbonate de chaux avec quelques particules de silice.

Il y a à présumer que cette substance, qui passa en putréfaction, pourrait bien être la cause du changement de couleur que l'eau thermale acquiert dans les bains.

Le précipité, qui se forme dans les bains, fut séché de même à une chaleur modérée, il était de couleur gris-brunâtre, et ne répandit ni flamme ni odeur de soufre sur un fer rouge ou sur un charbon allumé; le faisant rougir dans un creuset, il changea sa couleur en gris-noirâtre, sans autres accidens; il se dissolva, avec forte effervescence, dans l'acide muriatique non concentré, en laissant un petit résidu, qui se comporta comme celui de la pellicule et qui ne donna aucun indice de soufre : cette solution, par l'acide muriatique, fut analysée en les mêmes parties que celle de la pellicule.

Pour avoir plus de certitude qu'il ne se précipite point de soufre par cette voie, on exposa une quantité très-considérable d'eau thermale à l'air atmosphérique, et pour mitiger son influence, on couvrit le vase d'une natte; plusieurs jours après, quand tout le gaz hépatique avait quitté cette eau, (car lorsque ce gaz s'en est dégagé, on ne peut plus y précipiter du soufre); on examina le précipité y formé, mais on ne trouva aucune particule de soufre.

Les auteurs qui ont écrit avant moi sur cet objet, dirent que la bourbe noire des bains contenait du soufre. Je ne veux point douter de leurs expériences; mais je suis persuadé que le soufre qu'ils ont trouvé y a été mélangé par un hasard quelconque, ou qu'ils ont pris pour leurs expériences de la bourbe d'un bain qui avait séjourné très-long-tems, et dans lequel était arrivé de ce mucilage dont il a été parlé à l'article VII.

Il est évident, après les faits indiqués, que M. Blondel a avancé une erreur, en disant que : « quand on mêlait de l'eau minérale » récente avec une autre qui avait été exposée à l'air, le mélange se troublait et qu'il » s'en précipitait un véritable soufre ». Je n'ai pu trouver du soufre de cette manière, et il est vraisemblable qu'il n'y a que les carbonates terreux qui se séparent après ce mélange.

XII. *Effets des teintures aqueuses, du curcuma et du tournesol.*

Un flacon de la contenance de trois livres et qui put être exactement bouché, fut rempli avec l'eau minérale; on y introduisit une portion de teinture de tournesol faible, la couleur bleue se changea en rouge foncé; lorsqu'on exposa ensuite ce flacon à l'air atmosphérique, la couleur redevint bleue.

La teinture de curcuma, mêlée avec une pareille quantité d'eau, ne changea en aucune manière; mais lorsqu'on évapora l'eau minénérale de trois quarts à un, et qu'on y mêla ensuite cette teinture, elle en devint rougeâtre. Cette expérience réussit encore mieux quand on réduit une grande quantité d'eau, par évaporation, à un petit volume.

Quoique le gaz hépatique ait aussi la propriété de faire passer les couleurs bleues végétales au rouge, il est pourtant vraisemblable que ce rougir du tournesol arrive ici par l'acide carbonique, et quoique cette eau minérale ne le contienne pas en grande quantité, il doit pourtant y être suffisamment présent pour pouvoir dissoudre les terres et pour changer en rouge les couleurs bleues végétales ; ce qui est prouvé par les parties constitutives de la pellicule et de la bourbe des bains, dont nous avons parlé plus haut.

Il suit de ces essais, que l'alcali, qui est contenu dans cette eau minérale, est empêché dans ses effets et ne peut réagir sur la teinture de curcuma que lorsque, par l'évaporation, les principes gazeux ont été séparés de l'eau, et que les parties salines ont été plus rapprochées.

On démontre la présence d'un alcali dans cette eau thermale, par le passage subit au bleu, qu'elle effectue sur la teinture du tournesol rougi par l'acide acéteux.

XIII. *Solution de l'acétate de plomb.*

Un gros de cette solution, mêlée avec quatre livres d'eau minérale, fit sur-le-champ un précipité jaune-brunâtre, qui passa de plus en plus en noir et coula sous peu au fond du vase en poudre de couleur gris-noirâtre ;

râtre ; l'eau minérale perdit toute odeur, quoiqu'on eût eu soin de bien boucher le flacon après le mélange.

On sépara ce précipité, qui prit une couleur gris-blanchâtre quand il fut séché, et répandit une forte odeur de gaz sulfuré quand on versa de l'acide muriatique dessus. La couleur du précipité s'obtient la plus noire, quand on prend pour cette expérience beaucoup d'eau minérale et peu de solution de l'acétate de plomb.

L'eau minérale, qui avait été exposée pendant plusieurs jours à l'air atmosphérique, forma sur l'instillation de l'acétate de plomb un précipité tout blanc, qui ne changea ni en noir ni en brun.

Comme des expériences antérieures prouvèrent déjà que l'eau, qui avait demeuré exposée au contact de l'air, ne contient point de sulfure alcalin, et que l'air atmosphérique est en état de faire perdre à cette eau minérale son principe de soufre, il dut être avantageux de connaître les époques et la gradation de cette désulfuration. (On excusera ce terme).

A cet effet, on remplit quatre verres, à

large orifice et d'égale capacité, avec de l'eau minérale : on posa dans chaque verre un thermomètre de Reaumur; ils s'élevèrent tous les quatre à 40 degrés. On exposa ces verres à l'air libre, dans une petite cour attenante aux bains et par un tems serein, au commencement du mois de juin, à deux heures après-midi; comme le précipité était connu, qui se forme avec l'eau prise toute récente, on n'instilla au premier verre que, sur le délai de trois minutes, quinze gouttes de la solution de l'acétate de plomb, il se forma un précipité blanc-grisâtre, qui changea aussitôt en gris de fer; sur le délai de dix minutes, le thermomètre du second verre était à 32 degrés, quinze gouttes de solution de l'acétate de plomb y formèrent un précipité blanc, qui changea en brunâtre, mais qui ne devint ni brun ni gris; sur le délai de vingt minutes, le thermomètre était dans le troisième verre à 26 degrés, il se forma sur l'instillation de l'acétate de plomb un précipité presqu'en tout semblable à celui du second verre; sur le délai de trente minutes, le thermomètre était dans le quatrième verre à 22 degrés, il se forma avec l'acétate de plomb un précipité s'approchant de celui du second et du troisième verre. Il suit de ces expériences: 1.° que l'air atmosphérique est en état de priver, dans un espace de six à dix minutes, l'eau minérale d'une grande partie de son principe de soufre. (Il est à observer pourtant que ces expériences n'ont été faites qu'en petit et qu'une plus grande quantité d'eau minérale exigerait un plus long délai); 2.° qu'une partie de ce principe de soufre reste pourtant fixée à l'eau avec une certaine force; et que, pour l'en priver entièrement, elle doit rester exposée plus long-tems, car on ne reçoit un précipité tout blanc et exempt de tout principe de soufre, qu'après une exposition de quatre heures.

Quelque tems après avoir fini mes expériences analytiques sur cette eau minérale, le Gouvernement fit ouvrir et examiner la source qui se trouve au bain de l'Empereur; elle resta plus de deux ans ouverte, c'est-à-dire couverte légèrement avec des planches, et de manière que l'air atmosphérique avait plein accès de beaucoup de côtés.

Au 16 mai 1809, voulant répéter quelques expériences et varier les procédés, je fis remplir une grande cruche à la source; et, après l'avoir bien bouchée, je la fis transporter chez moi aussi vîte que possible. Arrivée à ma maison, elle était encore fort chaude; mais je fus très-surpris d'y trouver, au lieu d'une odeur de gaz hydrogène sulfuré, une odeur méphitique; la solution de l'acétate de plomb et celle des cristaux du nitrate d'argent, formèrent dans cette eau un précipité tout blanc.

Je crus n'avoir pas reçu l'eau minérale véritable. Pour vérifier le fait, j'allai moi-même à la source, de laquelle d'autres occupations m'avaient détourné depuis très-long-tems; j'examinai l'eau minérale, et trouvai sa chaleur, sur la surface, à pouvoir fort aisément y tenir la main pendant un petit espace de tems : à mesure que j'enfonçais la main, la chaleur devenait plus forte; l'eau, au reste, était claire, et il n'y avait point de soufre sublimé. Cette eau, puisée aussi profondément que possible, fut précipitée en blanc, un peu ombragée en brunâtre, par les solutions de l'acétate de plomb et du nitrate d'argent; quand même on n'instilla qu'une goutte de ces solutions dans un grand verre d'eau minérale, on obtint les mêmes résultats.

Quelques pieds au-dessous de la surface de l'eau, les parois du mur et le bois qui s'y trouve étaient induits de pellicules minces, légères, grasses, filiformes et couchées les unes sur les autres; cette substance n'était autre chose que le mucilage dont il a été parlé à l'article VII, et j'ai donc trouvé l'affirmation de mes observations dans la source même.

J'observe ici que, si pendant ce tems des amateurs de la chimie se sont occupés de cette eau minérale, ils ne peuvent avoir eu que des résultats faux pour son analyse.

XIV. *Nitrate d'argent.*

Une solution de cristaux du nitrate d'argent par l'eau distillée, qu'on instilla dans l'eau minérale, y excita un précipité laiteux, et en le remuant il changea en brun rougeâtre; quelques minutes après, il coula au fond du vase et prit une couleur noire; on laissa reposer le mélange, et une heure après l'eau surnageante devint parfaitement claire.

XV. *Nitrate de mercure et muriate de mercure corrosif.*

La solution du nitrate de mercure, faite à froid, instillée en toutes proportions, précipita l'eau minérale en blanc; lorsqu'on ôta aux cristaux du nitrate de mercure leur acide prédominant avec l'eau distillée, et qu'on les mit ensuite dans l'eau minérale, ils changèrent sur-le-champ en couleur noire et formèrent une poudre noire au fond du verre. La solution du muriate de mercure corrosif teigna l'eau minérale en jaune et en dégagea de petites bulles d'air; elle resta transparente et prit peu après la couleur de perles; il ne se forma que dans quelques heures un précipité blanc grisâtre, et ces précipités de l'un et l'autre réagens ne donnèrent aucun indice de soufre ni de gaz sulfuré.

Il y a ici une différence remarquable entre cette eau minérale et d'autres eaux sulfureuses connues, et M. Kortum l'a fort bien observé dans son traité physico-médicinal; les autres eaux sulfureuses forment, avec le nitrate de mercure, préparé à chaud et à froid et employé en toutes proportions, un sulfure de mercure noir.

M. de Fourcroy dit, dans son Analyse de l'eau d'Enghien : « Les premières portions » d'une dissolution nitreuse de mercure occa- » sionnèrent un précipité jaune, qui passa » bientôt au brun et prit même une couleur » presque noire à sa surface, et nous avons » eu un précipité également coloré par une » dissolution faite à chaud ». Et M. Westrumb indique que ces solutions furent précipitées en oxide de mercure sulfuré noir par les eaux sulfureuses d'Eilsen.

On pourrait prendre pour causes des précipités blancs qui se formèrent avec le nitrate et le muriate de mercure, » que l'acide » prédominant du nitrate de mercure pré- » paré à froid, ou l'oxigène dans le mu- » riate de mercure corrosif, aient acidifié le » soufre ».

Des expériences directes, avec l'acide muriatique oxigéné et avec l'acide nitrique, doivent éclaircir ces présomptions.

XVI. *Muriate d'arsenic.*

Le muriate d'arsenic teint cette eau minérale en jaune; il détruit l'odeur hépatique sur-le-champ; il forme des flocons jaunes et des lamelles éclatantes, qui s'assemblent en précipité léger, et ce précipité se comporte en sulfure d'arsenic.

XVII. *Solution du tartrite d'antimoine.*

L'eau minérale reçut, par cette solution, une couleur orangée; elle resta transparente, même après le refroidissement; et, seulement après l'espace de douze heures, il se forma un précipité orangé, qui se trouva être de l'oxide d'antimoine sulfuré orangé.

XVIII. *Solutions du sulfate de cuivre, de fer et de zinc.*

Le sulfate de cuivre forme, avec cette eau minérale, un précipité de couleur sale brun-verdâtre. Le sulfate de fer teignit l'eau minérale en brun-noirâtre; tant que l'eau resta chaude, elle demeura à demi-transparente; et, lorsqu'elle fut refroidie, il s'en sépara une poudre gris-noirâtre. Le sulfate de zinc teignit l'eau en couleur de perles et y forma des flocons blancs.

Pour avoir des expériences comparatives, on essaya les solutions sus-indiquées avec l'eau minérale qui avait perdu son principe de soufre par l'exposition à l'air atmosphérique.

La solution du muriate de mercure corrosif forma, avec cette eau *désoufrée*, un précipité blanc un peu jaunâtre; la solution du nitrate de mercure y forma un précipité blanc; le sulfate de cuivre y fit un précipité d'un verd clair; le sulfate de fer en fit un de couleur brun d'ocre, et le tartrite d'antimoine y forma un précipité blanc..

XIX. *Effets de l'eau thermale sur le mercure.*

Il resta à essayer comment cette eau minérale opère sur les métaux; on commença par le mercure pur, en versant sur ce métal, contenu dans un flacon, quelques onces d'eau minérale; on boucha bien l'orifice, et on observa que le métal prit premièrement les couleurs de l'arc-en-ciel; lorsqu'on remua le flacon long et fortement, il parut sur la surface un peu de poudre noire; l'eau perdit peu à peu son odeur.

XX. *Effets de l'eau thermale sur d'autres métaux.*

Pour faire cette expérience avec l'argent, le plomb, le cuivre, le laiton, le fer et l'étain, on forma ces métaux en lames minces et longues, et on introduisit chaque métal séparément, dans un flacon qui contenait quatre livres d'eau minérale; ces métaux étaient attachés à des fils, et on avait eu soin de remplir les flacons entièrement et de les boucher et cacheter bien vite; après l'espace de trois semaines, on remarqua les variations suivantes :

Les métaux avaient perdu leur éclat sur les surfaces et avaient changé leurs couleurs naturelles; l'argent avait passé en brun-noirâtre, le fer et le plomb en noir, le cuivre en brun foncé, le laiton en brun jaunâtre, et l'étain en couleur de laiton; l'eau minérale de chaque flacon avait perdu toute son odeur, et la solution de l'acétate de plomb précipita cette eau en blanc.

XXI. *Effets des vapeurs de l'eau thermale sur les métaux.*

On exposa les mêmes métaux, en forme applatie, dans l'ouverture du canal qui amène les vapeurs chaudes de la source, pendant beaucoup de jours aux vapeurs de l'eau minérale; on avait eu bien soin de les garantir, pendant ce tems, de l'accès de l'air atmosphérique, et ils offrirent les mêmes résultats, quoiqu'à un degré plus fort, que les lames dont il a été question à l'article précédent, à l'exception cependant de la platine de fer, qui se trouva enflée, foliée; elle avait conservé sa forme, mais au reste elle était oxidée tant intérieurement qu'extérieurement ; le goût en était astringent, la couleur extérieure brun-grisâtre et les feuilles intérieures changèrent, en quelques jours d'exposition à l'air, leurs couleurs en bleu foncé, semblable au plus beau prussiate de fer; on ne trouva pas la moindre portion de soufre sublimé sur les platines de métaux, quoique tout à l'entour d'eux les briques en aient été couvertes.

XXII. *Acide sulfurique concentré.*

On mêla deux gros de cet acide pur avec huit livres d'eau minérale et on boucha le flacon sur le champ; on vit se dégager de petites bulles d'air en grande quantité, mais l'eau conserva sa transparence et son odeur en toute force et resta ainsi, le flacon étant toujours bien bouché, pendant une heure entière.

On répéta cette expérience avec une plus grande quantité d'acide sulfurique, et le résultat en fut le même.

XXIII. *Acide nitreux concentré.*

Tous les Chimistes qui se sont occupés avec les eaux sulfureuses, artificielles et naturelles, ont dit, à commencer par Bergman, « que l'acide nitreux avait particulièrement la propriété de décomposer le gaz

» hydrogène sulfuré et d'en précipiter le » soufre ».

Et M. de Fourcroy l'a amplement démontré dans son Analyse de l'eau sulfureuse d'Enghien, où il dit, page 109 et 111 : « Sur » neuf livres d'eau d'Enghien, puisé à l'ins- » tant, on a versé, goutte à goutte, un gros » de l'acide nitreux très-rouge et très-fumant; » les premières gouttes ont développé l'odeur » hépatique, mais elle a bientôt considéra- » blement diminué, et, remplacée par celle » de l'esprit de nitre, l'eau a été sur le champ » troublée dans toute son étendue; elle a pris » la blancheur et l'opacité du lait, l'odeur » hépatique était complètement détruite. On » laissa ce mélange dans un bocal bien bou- » ché pendant vingt-quatre heures ; l'eau » était toujours troublée et laiteuse : trois » jours de repos n'ont offert aucune appa- » rence de précipitation, et la liqueur pas- » sait trouble à travers deux papiers ; l'éva- » poration était le seul moyen à faire obtenir » ce précipité. A peine la liqueur a pris une » chaleur de 45 degrés, qu'elle a exhalé une » odeur tout-à-fait semblable à celle du soufre » qui se sublime, l'eau est devenue claire et

» transparente; on obtenait par cette manière
» un précipité pesant 7 grains, qui a été re-
» connu pour du soufre tout pur ». M. Westrumb dit, sur l'eau sulfureuse d'Eilsen :
« l'acide nitrique troubla cette eau extraor-
» dinairement et elle devint presqu'entière-
» ment opaque ; on recueillit sur le filtre
» 1 $\frac{1}{4}$ grain de soufre par livre ».

Nonobstant les expériences antérieures, qui démontrèrent que cette eau fournit, avec l'air atmosphérique, des résultats différens à ceux des autres eaux sulfureuses, *voyez* article VI, on présuma pourtant que l'acide nitreux fournirait ici les mêmes résultats, et que l'on pourrait définir par lui la quantité de soufre contenue dans cette eau minérale.

A cette fin on instilla, peu à peu et en très-peu d'interruption, dans huit livres d'eau minérale, deux gros de cet acide nitreux, on boucha le flacon bien vite et on le remua un peu; l'eau resta parfaitement claire, elle perdit son odeur sur le champ totalement et il n'en suivit aucune particule de précipité de soufre.

Reflèchissant que l'alcali, contenu dans cette eau minérale, pourrait empêcher la précipitation du soufre, on répéta cette expérience avec trois gros et une demi-once de l'acide nitreux, l'eau en perdit l'odeur dans l'instant, il s'en dégagea de petites bulles d'air et elle resta, même après plusieurs jours, toute transparente.

Pour mettre ces expériences hors de tous doutes, on les répéta plusieurs fois avec des quantités plus considérables d'eau minérale, et en employant des petites et plus grandes quantités d'acide nitreux et en l'instillant peu à peu, ou en l'y versant tout à la fois : dans tous ces cas l'eau perdit son odeur incessamment, et les résultats furent toujours les mêmes que ci-dessus. L'acide nitrique se comporta de même, que le nitreux, envers cette eau.

XXIV. *Acide sulfureux.*

Cet acide qui, selon des observations nouvelles, doit être si efficace sur les eaux sulfureuses, fut employé en toutes proportions, tant de l'eau minérale, que de l'acide. Notre eau en demeura claire et transparente; elle perdit bien son odeur, mais pas aussi vite qu'avec l'acide nitreux.

XXV. *Acide muriatique oxigéné.*

Ayant eu connaissance des expériences de M. Fourcroy, par son analyse de l'eau d'Enghien, page 122, paragraphe V, où il dit : » que cet acide, surtout employé en assez » grande quantité, ne précipita point de » soufre des eaux sulfureuses. » On versa cet acide, en petites portions, dans une quantité considérable de l'eau minérale, l'eau en perdit en partie son odeur ; on répéta cette expérience avec une plus forte portion de l'acide, l'eau en perdit également son odeur, quoique pas tout-à-fait aussi entièrement qu'avec l'acide nitreux ; elle ne changea la couleur que très-peu en opaque, et resta ainsi pendant plusieurs jours sans montrer la moindre partie d'un précipité de soufre.

On répéta cette expérience avec de très-grandes quantités d'eau minérale, avec des fortes et petites portions de l'acide muriatique oxigéné, et on obtint toujours les mêmes résultats.

J'observe ici que, sur l'application des acides susdits, et quand il ne voulait pas subvenir

subvenir de précipité, on employa plusieurs fois la chaleur pour aider la précipitation, mais toujours sans succès.

XXVI. *Acide arsénique.*

On mêla l'acide arsénique en différentes proportions avec l'eau minérale, mais on n'y observa aucun changement ; elle conserva son odeur et sa transparence, seulement cet acide en dégagea de petites bulles d'air.

D'après les expériences décrites ci-dessus, cette eau thermale diffère dans les points essentiels des autres sources sulfureuses qui ont été analysées ; les acides qu'on a essayés sur cette eau ont surtout produit des effets contraires à ceux d'autres eaux sulfureuses ; ils ont détruit ici l'odeur du gaz hépatique, la propriété de précipiter les solutions métalliques en leurs nuances propres, et ils ont décomposé le soufre dans sa combinaison sans le précipiter.

Il est certain que cette décomposition du soufre par les acides est une acidification, qui diffère de celle des vapeurs effectuées par l'air atmosphérique dont il a été parlé plus haut, en ce que ce sont ici les acides qui cèdent de leurs oxigènes au soufre.

Comme il était à présumer que, par l'acidification du soufre de ce gaz hépatique avec les acides, le gaz uni au soufre s'en dégagerait et qu'on pourrait découvrir sa nature, on répéta ces expériences dans un appareil pneumato-chimique, mais les gazes qu'on obtint ne furent autre chose que du gaz acide carbonique (qui provenait des carbonates de soude et de chaux contenus dans l'eau minérale) et un peu d'air atmosphérique; on répéta ces expériences plus en grand, et elles réussirent encore moins.

On pourrait objecter, que la haute température de l'eau minérale n'effectuât une combinaison de l'oxigène avec le soufre; et, en supposant que l'eau contienne l'hydrogène sulfuré, une partie de l'oxigène se pourrait unir à l'hydrogène et ainsi le fixer; peut-être qu'ici quelque chose de pareil arrive, puisqu'on n'a pu dégager le gaz qui contient le soufre en dissolution et l'obtenir libre.

On pouvait aussi chercher la différence de notre eau (parce que le soufre n'y est pas précipité par les acides, comme auprès d'autres eaux sulfureuses) dans la soude, qui empêcherait la précipitation du soufre.

On pouvait de même présumer que la haute température de notre eau minérale pourrait empêcher la précipitation du soufre.

Pour avoir là-dessus quelques éclaircissemens, on fit les expériences suivantes :

On prépara une eau sulfureuse artificielle, en combinant à une livre et demie d'eau distillée autant de gaz hydrogène sulfuré, (qui fut dégagé du sulfure de fer par l'acide sulfurique non concentré) que quatre livres d'eau sulfureuse naturelle contiennent de gaz hépatique ; et dans d'autres 2 $\frac{1}{2}$ livres d'eau distillée, on dissolva autant de carbonate de soude que quatre livres d'eau minérale en contiennent en dissolution ; on chauffa cette dernière solution au point que, sur l'addition de la première 1 $\frac{1}{2}$ livre d'eau sulfureuse artificielle, la température du mélange fut un peu plus haute que celle de l'eau sulfureuse naturelle; le mélange se fit dans un flacon, qu'on avait échauffé auparavant et qu'on avait bien bouché après ; lorsqu'il eut été remué un peu, on y ajouta quelques gouttes d'acide nitreux fumant; cet acide fit un nuage blanc, se portant vers le fond du vase, se dissolvant un moment après changeant la couleur du mélange en jaune. Une seconde instillation d'acide nitreux fumant fit un plus fort nuage blanc, qui ne se dissolva plus ; en continuant d'ajouter de cet acide, l'eau sulfureuse artificielle devint blanche, jaunâtre et trouble, l'acide était déjà prédominant; et quoiqu'on en ajouta encore davantage, le précipité ne se dissolva plus; cette eau avait dans ce moment encore une température de 40 degrés Réaumur. On répéta cette expérience, en donnant au mélange la température que l'atmosphère avait ce jour, et qui fut 18 degrés Réaumur; cette eau sulfureuse artificielle se troubla bien plus tard et pas autant sur l'instillation de l'acide nitreux.

On répéta cette expérience, en ne combinant, avec cette même quantité d'eau distillée, que la troisième partie du gaz hydrogène sulfuré; et en dissolvant, dans une autre portion d'eau distillée, le double de carbonate de soude; on donna à ce mélange une température de 65 degrés, et on y ajouta peu à peu de l'acide nitreux fumant jusqu'à ce qu'il prédominât fortement; au commencement, il se dégagea de petites bulles d'air, ensuite le mélange fut fortement troublé; l'odeur du gaz hépatique fut détruite et remplacée par celle du gaz nitreux.

On répéta cette expérience encore, avec une cinquième partie de gaz hydrogène sulfuré, et on eut les mêmes résultats.

Vingt-quatre heures après, tous ces mélanges furent encore troubles, et il n'y avait que peu de soufre précipité; comme on ne put le séparer totalement du liquide par un filtre de papier blanc, on fit une petite ébullition qui aida la séparation, et on put maintenant recueillir tout sur le filtre.

Suivant ces expériences, la chaleur aida la séparation du soufre par l'acide, et que même plus l'eau avait de degrés de température et mieux cette séparation s'effectua; on peut donc conclure que les résultats différens que l'eau sulfureuse d'Aix-la-Chapelle fournit avec les acides, en comparaison d'autres eaux sulfureuses, ne provient ni de sa haute température, ni du carbonate de soude.

XXVII. *Acide oxalique.*

Une solution de dix grains de cet acide, dans l'eau distillée, qu'on mêla avec quatre livres d'eau minérale, y dégagea beaucoup de petites bulles d'air; l'eau en devint un peu laiteuse, et il s'en sépara de l'oxalate de chaux; quoiqu'on présuma que la chaux serait contenue dans cette eau minérale en carbonate de chaux, à cause du carbonate de soude qu'elle contient, on trouva pourtant à propos de s'en assurer par l'expérience suivante : on fit bouillir quatre livres de cette eau minérale, d'abord fortement et ensuite plus doucement, de sorte qu'il n'en resta que six onces; durant l'ébullition, il s'en sépara une poudre blanche de six grains, cette poudre se dissolva avec effervescence dans l'acide muriatique non concentré, et ne laissa pour résidu que quelques petits flocons blancs; la solution, par l'acide muriatique, forma avec l'acide oxalique de l'oxalate de chaux; on satura les six onces qui restèrent plus haut après l'ébullition, avec l'acide acétique, et ils ne furent plus changés par l'acide oxalique, seulement, bien long-tems après, il se forma un petit nuage de précipité.

XXVIII. *Acide tartareux.*

L'eau minérale ne fut point changée par cet acide, quand même on en fit évaporer une grande quantité à un petit volume, et qu'on en eut séparé le carbonate de chaux par un filtre ; l'acide acétique en dégagea des bulles d'air, mais ne la changea pas autrement et ne lui fit pas perdre l'odeur.

XXIX. *Eau de chaux.*

Quand on mêla l'eau de chaux en parties égales avec l'eau minérale, le mélange se troubla très-fortement, et il s'en sépara une quantité considérable de carbonate de chaux.

Comme cette eau minérale contient du carbonate de soude, qui se décompose par l'eau de chaux, il aurait été inutile de vouloir définir l'acide carbonique libre (qui d'ailleurs ne peut y être contenu qu'en très-petite quantité) par ce réagent, comme cela se pratique avec d'autres eaux qui contiennent l'acide carbonique, car on n'en aurait eu que des résultats faux.

XXX. *Potasse pure caustique.*

La solution de la potasse caustique fit, dans cette eau minérale, un précipité, qui fut en partie pulvérulent et en partie spongieux.

XXXI. *Potasse du commerce pure.*

La solution de cette potasse fit moins de précipité et qui parut être plus fin.

XXXII. *Carbonate de potasse cristallisée.*

Ce carbonate de potasse ne fit aucun effet sur notre eau sulfureuse.

XXXIII. *Ammoniaque caustique.*

Ce réagent fit un tout petit précipité, finement dispersé, dans notre eau minérale.

XXXIV. *Acétate de baryte.*

On satura trois livres d'eau minérale avec l'acide acétique, et on y instilla après cela d'une solution de l'acétate de baryte; l'eau en devint laiteuse, et il s'en sépara une poudre blanche, indissoluble dans l'acide nitrique, et que l'on reconnut être du sulfate de baryte. Lorsque l'acétate de baryte ne troubla plus l'eau minérale, on sépara le précipité, et on ajouta, à la liqueur séparée et claire, d'une solution de nitrate d'argent; il survint un précipité en flocons blancs, qui devint brunâtre à la lumière. Ces expériences démontrent que l'eau minérale contient du sulfate et du muriate de soude.

XXXV. *Prussiate de potasse.*

La solution du prussiate de potasse, mêlée en différentes proportions à l'eau minérale, n'y excita aucun changement.

XXXVI. *Teinture aqueuse et spiritueuse des noix de Galles.*

Quand on ajouta quelques onces de ces teintures à huit livres d'eau minérale, elles n'y firent aucun effet, même plusieurs heures après on n'y apercevait aucun changement; le lendemain, elle en fut devenue un peu trouble, et quelque jours après ce trouble avait encore augmenté, mais il n'y eut point de précipité séparé.

XXXVII. *Récapitulation des effets qu'ont produit les réagens employés.*

1.° La teinture du tournesol fut rougie de l'eau minérale, et redevint bleue à l'air atmosphérique ; l'acide carbonique et le gaz hépatique contenus dans l'eau minérale rougissent tous les deux les couleurs bleues végétales (entendu que le gaz hépatique de cette eau sulfureuse ait la propriété en commun avec le gaz hydrogène sulfuré de teindre en rouge les couleurs bleues végétales); il est prouvé que cette eau minérale contient l'acide carbonique, par le carbonate de chaux qu'elle contient et qui n'y peut être en dissolution que par une prédomination de l'acide carbonique; mais comme ce carbonate de chaux n'y est contenu qu'en petite quantité, qu'en remuant et chauffant l'eau il ne s'en dégage que peu de bulles d'air; et prenant enfin en considération la haute température de notre eau sulfureuse, il est évident qu'elle ne peut contenir l'acide carbonique qu'en petite quantité.

2.° La teinture de curcuma ne fut point changée par l'eau minérale sortant de la source; elle n'en prit une teinture rouge que lorsqu'on avait rapproché les parties salines de cette eau sulfureuse par l'évaporation; il est certain que dans le premier cas l'acide carbonique empêche l'alcali de faire son effet sur cette teinture, et que dans le second, cet acide étant dégagé par l'évaporation et les parties salines plus rapprochées, l'alcali puisse montrer ses propriétés. Par une évaporation plus continuée on obtint de beaux cristaux de carbonate, de sulfate et de muriate de soude.

3.° Les effets qu'ont produit les métaux et

les solutions métalliques, tant sur cette eau minérale, puisée à l'instant de la source, que sur celle qui avait été exposée à l'air libre, et enfin sur celle qui avait été cuite, ont démontré qu'elle contient le gaz hépatique et point de sulfure de potasse.

4.° Les effets tous différens que produisent avec cette eau minérale l'acide sulfureux, l'acide nitreux fumant, l'acide muriatique oxigéné, et l'acide arsénique, en comparaison avec d'autres eaux sulfureuses; et enfin les effets de l'air atmosphérique sur cette eau, font présumer que le soufre y est fixé à un autre principe gazeux qu'à l'hidrogène, ou que si c'est à l'hydrogène qu'il est combiné, ce sera dans une modification qui n'est pas encore connue.

5.° L'acide oxalique a démontré la présence de la chaux dans cette eau minérale, laquelle, à cause de l'alcali, n'y peut être contenue que dissoute par l'acide carbonique.

6.° L'eau de chaux a indiqué l'acide carbonique dans cette eau sulfureuse, mais provenant en plus grande partie du carbonate de soude.

7.° La potasse caustique, celle du commerce et l'ammoniaque, démontrèrent que cette eau contient, avec le carbonate de chaux, un peu de magnésie et d'argile.

8.° L'acétate de baryte et le nitrate d'argent furent changés en sulfate de baryte et en muriate d'argent par notre eau minérale.

Selon ces faits, cette eau thermale sulfureuse contenait :

1.° Une combinaison de soufre en état de prendre la forme élastique.

2.° Un peu d'acide carbonique libre.

3.° Du carbonate de soude.

4.° Du sulfate et du muriate de soude.

5.° Du carbonate de chaux.

6.° Un peu de magnésie et d'argile; et enfin, (ce qui sera démontré par la suite) une petite portion d'une matière, ressemblante à la matière animale, qui dans cette eau minérale est combinée au soufre. (On a essayé beaucoup d'autres réagens, mais comme ils indiquaient ou les mêmes subtances, ou bien rien du tout, on en a supprimé la description).

XXXVIII. *Expériences sur le gaz qui se dégage de l'eau minérale suivant l'art.* V.

Ayant à examiner de plus près les gazes de cette eau minérale, on crut bien faire de commencer par celui-ci, espérant de pouvoir profiter de ces découvertes, pour mieux expliquer après la nature du gaz hépatique.

Pour recueillir ce gaz, on remplit d'eau minérale un flacon muni d'un court et large entonnoir, on le renversa dans la source au-dessous de l'eau, à l'endroit où elle semble bouillir. Ce flacon fut rempli en une demi-journée, ce qui serait arrivé dans moins d'une heure, si toutes les bulles d'air provenaient d'un seul point; ce gaz avait les propriétés suivantes :

Il n'avait presque point d'odeur et seulement elle était un peu méphitique ; l'acétate de plomb ne fit point d'effet sur ce gaz, une bougie allumée s'y éteignit subitement, quand même l'ouverture du vase fut d'un grand diamètre; un animal, qui fut plongé dans ce gaz sous une cloche, y a été suffoqué dans l'instant; quand on le mêla avec le gaz oxigène et qu'on y plongea ensuite une bougie allumée, ou un petit brin de bois brûlant, il n'y eut point d'explosion, ils y brûlèrent comme dans l'air atmosphérique sans augmentation de flamme ; on laissa dix-huit pouces cubes de ce gaz pendant long-tems en contact avec du lait de chaux, ensuite on le fit encore passer par l'eau de chaux, il y eut une diminution de quatre pouces cubes et demi, les treize pouces cubes et demi restans, desquels la chaux n'absorba plus rien du tout, se comportèrent en toutes manières comme un gaz azote pur, c'est-à-dire : l'eau n'absorba rien de ces treize pouces cubes et demi restans, quoiqu'on les laissât en contact plusieurs jours, et même quand on ajouta d'une solution de potasse pure à l'eau elle n'en absorba rien; l'eau de chaux récente ne fit de même aucun effet sur ce gaz, quand même on donna à leurs surfaces des grands diamètres ou qu'on les agita long-tems ensemble dans un flacon.

Les acides, tels que l'acide nitrique, l'acide muriatique oxigéné, le gaz nitreux, ne changèrent en rien ce restant de gaz; une bougie allumée s'y éteignit comme auparavant, mais quand on en mêla trois parties avec une partie de gaz oxigène; la bougie y continua de brûler comme dans l'air atmosphérique; les animaux moururent subitement dans ce gaz, mais ils y continuèrent à respirer quand on le mêla avec l'oxigène dans la proportion susdite.

Ce gaz, qui se dégage en bulles très-fréquentes, a été observé depuis très-long-tems de ceux qui se sont occupés des eaux thermales d'Aix-la-Chapelle, et ont cru que c'était du gaz acide carbonique. Ce ne fut donc pas une petite surprise de trouver que ce fut du gaz azote pur, mêlé seulement avec un peu de gaz acide carbonique; le gaz azote n'ayant été trouvé, ni même présumé jusque-là, dans aucune eau minérale.

Il est fort facile d'apercevoir que ce gaz se dégage véritablement de l'eau minérale et qu'il ne peut pas provenir d'une décomposition de l'air atmosphérique, qui serait en contact avec elle; on peut encore s'assurer qu'il se dégage naturellement de l'eau minérale, par la source ouverte et très-chaude de Borcette, ainsi que par une autre appelée Pockenpützchen,

Pockenpützchen, qui toutes les deux rendent ce gaz du fond de la source, et la première très-copieusement.

. Quoique ce gaz (qui sans doute est formé dans le sein de la terre à la formation de l'eau minérale) ne nous fournisse point d'éclaircissement en preuve, sur la nature du gaz sulfuré, contenu dans cette eau, on peut pourtant présumer, quand on a considéré, sans préjugés, que cette eau sulfureuse diffère essentiellement dans ses principaux caractères avec d'autres eaux sulfureuses, on peut présumer, dis-je, et avec fondement, que le gaz qui est fixé à l'eau minérale pourrait bien être une combinaison d'azote et de soufre ; que, par la haute température qu'a notre eau, cette combinaison d'azote et de soufre pourrait bien subir dans l'intérieur de la terre, en partie, une décomposition, par laquelle l'azote serait délivré et puisse se dégager en état de gaz. On peut présumer encore que cette décomposition de l'azote et du soufre sera totale auprès des sources de Borcette, leurs températures étant bien plus haute ; que ce soit par la même cause que l'eau minérale de Borcette ne contient point de soufre, et que le gaz azote se dégage en si grande quantité du fond de leurs sources.

XXXIX. *Expériences pour définir la quantité du gaz sulfuré contenu dans cette eau minérale, et de ses propriétés.*

Tous les Chimistes ont indiqué les difficultés insurmontables qu'on rencontre en dégageant le gaz hépatique d'une eau sulfureuse, et voulant par cette opération définir la quantité du gaz hépatique qu'elle contient; on inventa et proposa beaucoup de méthodes pour opérer cette définition, mais toutes celles connues fournirent des résultats défectueux, et avec notre eau sulfureuse à plus forte raison, où le gaz sulfuré se dégage si vite par la chaleur, et se décompose par l'accès de l'air extérieur, et auprès de laquelle on ne peut pas employer la voie sûre et usitée des acides, pour définir, par la précipitation, la contenance en soufre.

Pour atteindre ce but aussi parfaitement que possible, on procéda de plusieurs manières et avec des succès plus ou moins heureux; les meilleurs résultats furent obtenus par la distillation, et avec un appareil pneumato-chimique à mercure.

On peut sans doute reprocher à cette procédure, que le mercure décompose en partie le gaz hépatique; mais des expériences souvent réitérées, que l'on fit avec la plus grande célérité et qu'on observa soigneusement, persuadèrent que la décomposition de ce gaz par le mercure n'était pas assez considérable pour faire préjudice à ce procédé ou le faire rejeter. Au surplus, on a fait des expériences comparatives, et on trouva que le gaz sulfuré, contenu dans cette eau minérale, ne fit à beaucoup près d'aussi sensibles effets sur le mercure que les eaux qui contiennent l'hydrogène sulfuré. Quand on dégagea le gaz sulfuré de notre eau minérale par la distillation, le mercure des récipiens prit seulement un peu, sur la surface, les couleurs de l'arc-en-ciel, et il conserva presqu'entièrement sa fluidité, de manière que l'on put facilement calculer la perte qui se fit.

On eut beaucoup de difficultés de trouver un appareil convenable à cette opération; après en avoir essayé plusieurs, plus ou moins compliqués, on s'arrêta à un appareil simple, dont on va faire la description.

On choisit un cylindre de verre, couleur verte, qui put contenir 33 pouces cubes d'eau, qui avait un col de moindre diamètre et de la longueur d'un pouce; sur ce col, on mastiqua la base d'une vis de laiton, de manière qu'on laissa au-dessus de cette vis un petit bord de verre d'une ligne; un tube de baromètre fut courbé en cette forme a b

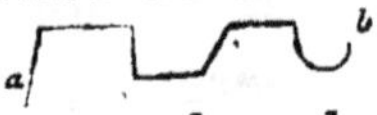

Sur la branche *a*, qui dut entrer dans le col du cylindre ci-dessus, on mastiqua un bouchon, de manière que le tube traversa le bouchon dans sa longueur, et qu'il ferma l'orifice du col du cylindre quand on voulait réunir ces parties; on appliqua, au-dessus de ce bouchon, la partie supérieure de la vis de laiton, de manière que, quand on eut inséré le bouchon au col du cylindre, les deux parties de cette vis de laiton pouvaient se joindre, et qu'il ne fut pas possible, ni à l'eau minérale ni au gaz dégagé, de pouvoir sortir par ces jointures et de toucher le laiton; on couvrit en plus, cette vis, de vessie humectée, qu'on lia et serra fortement de tous côtés sur le verre, et on était assuré, de cette manière, qu'il n'en sortit rien, et que l'air extérieur n'y put pénétrer.

Pour pouvoir poser et appuyer fortement cet appareil, on cloua sur une table un trépied, muni d'un cercle plat; on s'était muni encore d'une lampe à esprit de vin, qu'on put facilement mettre au milieu du trépied, au-dessous du cylindre, et la retirer à volonté; d'un bassin en porcelaine, de grandeur nécessaire et rempli de mercure; d'un appareil pneumato-chimique rempli d'eau ; et enfin de plusieurs eudiomètres, dont l'un contenait 6 pouces cubes, et les autres, 1, 2 et 3 pouces cubes.

XL. *Première séparation du gaz, par la distillation, avec appareil pneumato-chimique à mercure.*

Au même tuyau où on avait pris l'eau minérale pour les expériences précédentes, on fit premièrement chauffer le cylindre par l'eau coulante, puis quand l'eau avait coulé un certain tems et qu'elle eut sa plus haute température, on remplit, par un entonnoir, ce cylindre, bien vite; on avait en mêmetems rempli, par aspiration d'eau minérale, le tube courbé; on l'avait bouché par le bout *b* et par l'autre *a ;* on le joignit avec le bouchon au col du cylindre, dans le même instant que ce dernier fut rempli ; on ferma bien la vis de laiton, et on attacha par dessus la vessie humectée.

L'appareil ainsi arrangé fut posé sur son trépied, et le tube courbé plongea en même-tems dans le mercure du bassin ; on y ôta le bouchon et alluma la lampe à esprit de vin, qu'on posa sous le cylindre. En 20 minutes il monta une colonne d'air dans le tube, et, quand l'eau en fut tout-à-fait chassée et que les premières bulles d'air sortirent du tube, on appliqua le premier grand eudiomètre dessus, qu'on avait auparavant rempli de mercure; à la première colonne de gaz, il suivit une seconde, puis un petit peu d'eau, puis encore une colonne de gaz, et après un peu d'eau, mais continuellement sept à huit fois plus de gaz que d'eau; le gaz continua à se dégager ainsi pendant un quart-d'heure, puis il se dégagea en petites bulles, mais qui provinrent en grande quantité et conduisirent un peu d'eau; le mercure de l'eudiomètre avait déjà été remplacé à cette époque par le gaz, et il n'y resta que le peu d'eau qui y fut parvenue avec ce gaz, et qui en fut aussi chassée en moins de huit minutes; ce premier eudiomètre étant alors tout-à-fait rempli de gaz, il fut remplacé bien vite par un autre de trois pouces cubes aussi rempli de mercure.

L'eau qui était sortie en dernier du grand eudiomètre, et qui nagea sur le mercure dans le bassin, n'avait que très-peu l'odeur du gaz hépatique, et quelques gouttes d'une solution de l'acétate de plomb n'en furent presque pas colorées; pendant toute cette époque, la température du mercure et de l'eudiomètre n'était montée qu'à celle du sang, en quelques endroits le mercure avait changé de couleur, mais si peu, qu'on n'en eut point à craindre une absorbtion remarquable de gaz. Il monta continuellement de petites bulles d'air dans le second eudiomètre, mais elles amenèrent beaucoup plus d'eau, et de manière que sur trois parties d'eau il n'y eut qu'une partie de gaz ou dans la proportion de 3 à 1.

On remarqua, en cet intervalle, un repos total de quelques secondes, où il ne passa ni eau ni gaz, ensuite tous deux revinrent avec double force; le mercure du bassin et l'eudiomètre s'échauffèrent beaucoup, et tellement qu'on ne put presque plus toucher l'eudiomètre, et que le mercure et l'eau en furent totalement expulsés par l'expansion du gaz. Cet évènement servit à bien remplir de gaz ce second eudiomètre, et de le pouvoir ôter sans qu'il y restât d'eau; on le remplaça par un troisième de la capacité de deux pouces cubes aussi rempli de mercure; en cette époque les bulles de gaz diminuèrent beaucoup à provenir et en dix minutes elles cessèrent totalement; on finit donc cette opération et quand les eudiomètres remplis de gaz, étaient tout à fait refroidis, on avait obtenu sept pouces cubes de gaz pur. Le gaz absorbé par le mercure, et par l'eau qui a passé avec, peut tout au plus être taxé à un pouce cube, car on avait eu très-soin de séparer bien vite l'eau provenante avec le gaz, et durant la distillation il n'était monté dans le premier eudiomètre que très-peu d'eau, et au second la température etait si haute, quelle ne permit pas une grande absorbtion à l'eau; comme dans ces distillations souvent réiterées on reçut presque toujours les mêmes volumes de gaz, on put conclure avec certitude que trente-trois pouces cubes de notre eau minérale contiennent huit pouces cubes de ce gaz en dissolution.

Pour s'assurer que la vis de laiton de cet appareil distillatoire n'ait pas fait préjudice aux résultats, on répéta ces expériences avec un appareil sans cette vis de laiton, où on avait fermé les jointures avec doubles vessies humectées et on eut toujours le même volume de gaz.

ESSAIS SUR CE GAZ.

a. L'odeur de ce gaz est pareille à celle de l'eau minérale, mais en telle force qu'elle étourdit en l'aspirant.

b. On mit en contact avec un pouce cube de ce gaz un petit morceau de potasse caustique fondue, et la hauteur d'environ deux lignes d'eau, le gaz en fut absorbé dans l'instant, et il n'en resta qu'une petite bulle d'air de la grandeur d'un pois.

c. On mit un autre pouce cube de ce gaz en contact avec l'eau de chaux, il en fut absorbé de même jusqu'à un petit résidu de gaz et il se forma un petit précipité jaune.

d. Un troisième pouce cube de ce gaz fut

absorbé par un pouce cube d'eau distillée, en laissant un petit résidu de gaz.

e. On ajouta à un quatrième pouce cube de ce gaz un morceau de strontiane, il en fut absorbé jusqu'à un tout petit résidu.

f. On mit ce qui restait encore de ce gaz dans un flacon à large orifice et on y submergea une bougie allumée, elle en fut aussitôt éteinte; en y replongeant cette bougie rallumée à plusieurs reprises, elle s'éteignit chaque fois, et ne continua d'y brûler, que lorsque, par cette agitation, il s'était mêlé avec ce gaz, une suffisante quantité d'air atmosphérique.

g. On mêla ensemble les petits résidus de gaz *b*, *c*, *d*, *e*, on les fit passer longtems par l'eau de chaux et ils ne diminuèrent en rien de volume; quand ensuite on les mit en contact avec le gaz nitreux, il se forma une vapeur rouge, et le volume se diminua un peu plus que d'un quart. Ces résidus de gaz furent donc de l'air atmosphérique.

Ces essais préliminaires, sur le gaz de l'eau minérale, demontrèrent qu'il est absorbé subitement par les alcalis et un peu moins vite par l'eau; qu'il contient un peu d'air atmosphérique et qu'il éteint les corps embrasés. Comme des expériences précédentes ont démontré la présence de l'acide carbonique dans notre eau minérale, que le précipité qui se forme à l'essai *c* ci-dessus, assura qu'un peu de cet acide avait passé à la distillation en état de gaz, et que ce gaz acide carbonique se combine, comme le gaz hépatique, avec les alcalis et l'eau, *on dut songer à trouver une substance qui absorba le gaz sulfuré seul, sans agir sur le gaz acide carbonique, pour pouvoir définir les quantités de gaz mêlés ensemble.* Après bien des expériences perdues, on opéra enfin cette séparation avec l'acétate de plomb sursaturé d'acide acétique, et des expériences exactes nous ont démontré que ce sel n'entre pas en combinaison avec l'acide carbonique, (ce qu'on pourrait pourtant présumer), et qu'il n'en fixe aucune partie.

XLI. *Seconde distillation de gaz et séparation du gaz sulfuré de l'acide carbonique.*

On fit une seconde distillation d'eau minérale et on obtint, comme la première fois, sept pouces cubes de gaz, qu'on renferma dans un eudiomêtre, dont les bords étaient entourés de mercure; on y introduisit quelques morceaux d'acétate de plomb sursaturé d'acide avec deux lignes d'eau distillée; on laissa ces substances pendant dix-sept heures en contact, à la fin desquelles on remarqua une absorbtion de gaz d'un demi-pouce cube. N'ayant pas ajouté assez d'eau sous l'eudiomètre pour pouvoir fondre le sel, on en introduisit jusqu'à la hauteur d'un quart de pouce cube, et on observa douze heures après une diminution de gaz d'un pouce cube et après quinze heures encore une diminution d'un quart de pouce cube.

Il y eut donc dans l'espace de quarante-quatre heures une absorbtion de gaz de sept quarts de pouce cube; on ajouta encore des cristaux de ce sel de plomb et on observa en moins de tems qu'auparavant une absorbtion du gaz de sept quarts de pouce cube, et cet effet dura encore jusqu'à la diminution d'autres deux pouces cubes, de manière qu'il ne resta des sept pouces cubes, que six quarts non absorbés par ce sel; on mit ces six quarts en contact avec l'eau de chaux, qui en absorba un peu plus que la moitié, et le restant qui n'en fut plus diminué, se comporta avec le gaz nitreux en air atmosphérique. L'oxide de ce sel de plomb fut précipité dans cette expérience en couleur brun-grisâtre.

XLII. *Troisième distillation de gaz et suite sur la séparatian du gaz sulfuré de l'acide carbonique.*

Pour acquérir plus de lumières sur cet objet, on fit une troisième distillation à la manière précédente, mais de façon qu'on recueillit chaque pouce cube du gaz dégagé séparément : on en reçut aussi sept pouces cubes. On ajouta à chacun de ces pouces cubes du gaz obtenu, l'acétate de plomb sursaturé, comme ci-dessus, et lorsqu'on n'observa plus de diminution de volume, on essaya les restans avec l'eau de chaux et le gaz nitreux; on a obtenu les résultats suivans :

Absorbtion par l'acétate de plomb sursaturé d'acide.	Absorbtion par l'eau de chaux.	restans
Le 1.er pouce cube fut diminué de 0,20	à 0,60	0,20
Le 2.e 0,75	à 0,12	0,12
Le 3.e 0,75	à 0,16	0,08
Le 4e. 0,75	à 0,16	0,08

Le 5.e pouce cube fut absorbé par ce sel jusqu'à une petite bulle, qui ne se changea plus par l'eau de chaux.

Les 6.e et 7.e pouces cubes furent totalement absorbés par ce sel de plomb.

On mêla ensemble les restans qui avaient passé par l'eau de chaux et on y ajouta le gaz nitreux, leur volume se diminua à peu près d'un tiers, et on remarqua par cela que c'était de l'air atmosphérique.

Il résulte de ces expériences 1.° que trente-trois pouces cubes de cette eau minérale contiennent en gaz sulfuré 5,45, et si on y ajoute la perte remarquée à l'article XL, 6,45 pouces cubes; ces 33 pouces cubes de notre eau contiennent en plus en gaz acide carbonique libre 1,04 et en air atmosphérique 0,48;

2.° Qu'à la distillation de l'eau minérale, les premières portions de gaz sont, en plus grande partie, du gaz acide carbonique et de l'air atmosphérique;

3.° Que les portions suivantes de gaz, à la distillation, sont en plus grande partie du gaz sulfuré, lequel est pourtant accompagné de gaz acide carbonique et d'air atmosphérique, mais en proportions diminuantes;

4.° Que seulement les dernières portions de gaz, qui s'obtiennent par la distillation, sont du gaz sulfuré pur.

L'apparition de l'air atmosphérique, mêlé avec les premières portions du gaz, est très-remarquable; les dernières portions qui n'en contenaient point, prouvent suffisamment, qu'il n'a pu pénétrer par le dehors; on avait de même pris les précautions sus-indiquées pour qu'il ne restât aucune partie d'air atmosphérique dans l'appareil distillatoire, il faut donc que cet air soit du nombre des parties constitutives de l'eau minérale.

On me blamera sans doute ici de contradiction, et on dira : « comment se peut-il que l'air » atmosphérique reste combiné à l'eau mi- » nérale sans se décomposer, les expériences » de l'article VI et XIII ayant indiqué que » le gaz sulfuré a été décomposé par l'oxigène » de l'air atmosphérique et le soufre acidifié ? » il faut nécessairement que l'un ou l'autre » soit faux.

J'avoue que je fus déconcerté par cette découverte et que cette objection m'a causé beaucoup de répétitions et de variations d'expériences. J'aurais facilement pu me tirer d'affaires en effaçant ces faits, mais je me suis imposé la loi de les indiquer fidellement et vais raconter l'explication que je m'en suis formée. Je pense que l'air atmosphérique n'effectue la décomposition du gaz sulfuré que lorsque ce dernier est en expansion gazeuse et uni aux vapeurs de l'eau minérale, que dans cet état elle s'opère subitement; mais que lorsqu'ils sont combinés tous les deux à l'eau minérale, leurs particules ne se touchent pas assez intimement pour que cette décomposition puisse avoir lieu; il y a d'ailleurs bien des substances dans la nature qui n'entrent en combinaison que de cette manière, et une expérience subséquente donnera plus de probabilité à cette explication.

Je n'eus connaissance que long-tems après avoir fini mes expériences sur cette eau, de la manière de M.r Will. Pepys, à séparer le gaz hépatique du gaz acide carbonique, par le moyen d'une solution chaude du nitrate d'argent dans un appareil propre, le tout décrit au Journal de chimie, physique et minéralogie de M.r Gehlen, vol. 7, 4.e cahier.

La circonstance indiquée ci-dessus, pag. 23, m'a empêché d'essayer cette méthode sur le

gaz

gaz de notre eau minérale, et de faire encore bien d'autres expériences.

M. Pepys dit, dans ce même traité, que la séparation de ces deux gaz par l'acétate de plomb n'est pas sûre. Je ne veux point le contredire; mais, pour avoir la certitude que les procédés que j'avais suivis ne m'aient pas conduit à des résultats faux, j'ai mêlé, dans un eudiomètre, avec deux pouces cubes de gaz sulfuré pur, qui avait passé en dernier à la distillation, de l'acide carbonique artificiel; j'ai mis en contact, avec ces gaz, l'acétate de plomb sursaturé d'acide, à la manière sus-indiquée; le gaz sulfuré a été totalement absorbé et le gaz acide carbonique resta intact; c'est ce qui m'a excité d'employer ce sel pour effectuer la séparation.

XLIII. *Essai sur le gaz sulfuré pur de l'eau minérale.*

Ayant trouvé, par ces expériences, la méthode d'avoir le gaz sulfuré pur, on fit plusieurs distillations, où on ne recueillit que les dernières portions du gaz, et on fit sur lui les essais suivans :

a. Dans un cylindre de verre, on mêla un pouce cube de ce gaz sulfuré avec deux pouces cubes d'air atmosphérique; une bougie allumée s'éteignit sur-le-champ dans ce mélange.

b. On répéta cette expérience avec un pouce cube de gaz sulfuré et trois d'air atmosphérique; la bougie s'y éteignit de même.

c. Avec un pouce cube de gaz sulfuré et quatre d'air atmosphérique, encore le même résultat.

d. On mêla, avec un pouce cube de gaz oxigène, trois pouces cubes de gaz sulfuré, dans le même cylindre; la bougie continua d'y brûler comme dans l'air atmosphérique.

e. On répéta cette expérience avec un pouce cube de gaz oxigène et deux de gaz sulfuré; la bougie y brûla un peu plus clairement.

f. On mêla un pouce cube de gaz oxigène avec six pouces cubes de gaz sulfuré; la bougie s'y éteignit.

g. On introduisit, dans un eudiomètre dont les bords étaient entourés de mercure, un pouce cube de gaz sulfuré et trois pouces cubes d'air atmosphérique; quarante-huit heures après on ne remarqua aucune diminution de volume ni décomposition ; parties égales de gaz oxigène et sulfuré se comportèrent de même ; ainsi trois parties de gaz oxigène, mêlées à une partie de gaz sulfuré, se comportèrent encore de même.

La différence de cette eau sulfureuse, qu'on a aperçue par la plupart des expériences sus-indiquées, mais qui la laissait encore douteuse, est démontrée ici jusqu'à évidence.

On pourrait présumer, même à l'expérience de l'article LX, que l'acide carbonique, mêlé au gaz sulfuré, ait causé l'extinction de la bougie ; mais il n'y a point d'objection à faire sur ces extinctions, ni pour les mélanges avec l'air atmosphérique ni avec le gaz oxigène, car le gaz sulfuré était tout pur et sans mixtion.

Si notre gaz sulfuré était de l'hydrogène sulfuré, il aurait nécessairement dû produire des explosions dans les expériences précédentes ; l'expérience *g* prouve aussi que le gaz sulfuré de cette eau minérale n'est point de l'hydrogène sulfuré, car lorsqu'on mêle du gaz hydrogène sulfuré avec du gaz oxigène ou avec de l'air atmosphérique, on n'aperçoit rien en mélangeant ; mais plusieurs heures après l'hydrogène disparaît peu à peu avec l'oxigène, on observe une élévation de température et une précipitation de soufre.

Il résulte encore de ces faits, que quoique les observations décrites à l'article VI nous aient démontrés que l'air atmosphérique agit sur ce gaz sulfuré quand il a sa température naturelle; que cet air atmosphérique, ainsi que le gaz oxigène, n'agissent point sur lui à une température moindre; que, pour cet effet, il faudrait ou une haute température, ou que le gaz sulfuré soit combiné aux vapeurs de l'eau minérale.

XLIV. *Distillation du gaz avec appareil pneumato-chimique à eau minérale.*

On fit une autre distillation dans le même appareil, et, au lieu de mercure, on remplit le bassin et les récipiens d'eau minérale chaude ; on attacha, au-dehors du cylindre distillatoire, un petit thermomètre de Réaumur, et quand celui-ci était monté à 50 degrés, on vit s'élever beaucoup de bulles d'air, qui passèrent à travers l'eau sans en être absorbées, et remplirent peu à peu l'espace de 3½ pouces cubes; les bulles d'air qui suivirent après cela furent bien plus petites et totalement absorbées par l'eau. On cessa la distillation quand on n'aperçut plus de bulles d'air, et on laissa l'eudiomètre pendant la nuit dans le bassin; le lendemain les 3½ pouces cubes de gaze furent diminués de 2¾, et les trois quarts restans se comportèrent en air atmosphérique.

XLV. *Distillation de gaz avec appareil pneumato-chimique à eau distillée.*

On fit une distillation pareille, et au lieu d'eau chaude on employa, pour remplir le bassin et les récipiens, l'eau distillée froide; on recueillit 1½ pouce cube de gaz, qui se diminua bientôt à cinq huitièmes.

XLVI. *Distillation de l'eau minérale séjournée.*

On fit une distillation avec de l'eau minérale, qui avait été exposée quinze jours au contact de l'air atmosphérique, dans un verre à large orifice ; elle avait perdue toute odeur et l'acétate de plomb y fit un précipité blanc. Cette distillation se fit de la manière ci-dessus décrite et en employant du mercure ; on obtint $1\frac{1}{2}$ pouces cubes de gaz. L'acétate de plomb, sursaturé d'acide acétique, n'absorba rien de ce gaz, l'eau de chaux en absorba un pouce cube, et le reste fut trouvé être de l'air atmosphérique.

XLVII. *Essais pour décomposer la combinaison du soufre, et découvrir la nature du dissolvant gazeux.*

On aurait donc reconnu, par la distillation pneumatique, les quantités, propriétés et différences des gaz contenus dans notre eau minérale. On a de même acquis la certitude que le soufre y est combiné à un dissolvant gazeux, qui a des propriétés bien différentes à l'hydrogène. Il nous reste donc à décomposer cette combinaison du soufre, de fixer ce dernier à une autre substance et de délivrer son dissolvant gazeux. Pour atteindre ce but, on avait à espérer de trois différentes décompositions ;

1.° De celle par l'acétate de plomb;
2.° De celle par le muriate d'arsénique;
Et 3.° de celle par l'air atmosphérique.

On fit une distillation comme les précédentes; on introduisit, au-dessus du mercure de l'eudiomètre, une once d'une solution saturée de l'acétate de plomb; le gaz et l'eau, qui montèrent dans cet eudiomètre, y précipitèrent l'oxide de plomb, de sa solution claire, en couleur grise; on n'observa qu'un pouce cube de gaz dégagé, qui fut aussitôt absorbé de la moitié. Quand tout le mercure fut chassé de l'eudiomètre, par l'eau y montante, et qu'il se montra sur la surface du bassin, on sentit l'odeur du vinaigre très-distinctement. Le gaz fut encore absorbé, en plusieurs heures, par l'eau passée en distillation, jusqu'à un sixième de pouce cube, et ce sixième resta intact par l'eau de chaux.

XLVIII. *Suite des essais sur la décomposition du gaz sulfuré par l'acétate de plomb.*

On répéta la distillation de la manière précédente, et on ajouta bien vite à l'eau minérale, dans le cylindre distillatoire, huit grains d'acétate de plomb en cristaux. Sitôt que l'eau minérale avait acquise la chaleur nécessaire, on observa des colonnes d'eau et de gaz monter alternativement, mais les premières en plus grande quantité, après cela suivirent beaucoup de bulles d'air et peu d'eau; on recueillit en tout $6\frac{1}{2}$ pouces cubes de gaz libre. De ce gaz, l'acétate de plomb absorba sept huitièmes, et l'eau de chaux 4 pouces cubes; les $1\frac{5}{8}$ pouces cubes restans ne furent diminués par le gaz nitreux que de 2 lignes, le restant se comporta en gaz azote.

XLIX. *Essais sur la décomposition du gaz sulfuré par le muriate d'arsenic.*

Pour atteindre le but proposé, on fit une troisième distillation, en ajoutant à l'eau minérale, dans le cylindre distillatoire, deux gros de muriate d'arsenic liquide (beurre d'arsenic); on plongea le tube courbé sous le mercure, et aussitôt après ce mélange il se dégagea, sans feu, beaucoup de petites bulles de gaz; on les recueillit séparément, et on trouva que c'était du gaz acide carbonique;

lorsqu'ils cessèrent de provenir, on distilla et on reçut 7 pouces cubes de gaz libre; dans le cylindre distillatoire, on observa un précipité considérable, de couleur jaune et d'une forme feuillée.

L'acétate de plomb absorba de ce gaz un demi pouce cube, et l'eau de chaux 3 pouces cubes; les $3\frac{1}{2}$ restans furent encore diminués près d'un quart de pouce cube par le gaz nitreux, qui avait été éprouvé auparavant par l'oxigène, et qu'on avait admis en très-petites portions aux $3\frac{1}{2}$ pouces cubes de gaz; les $3\frac{1}{4}$ pouces cubes restans en gaz se comportèrent comme le gaz azote.

Il est probable qu'après ces deux opérations, la grande quantité d'acide carbonique ait été dégagé du carbonate de soude, de l'eau minérale, par les acides prédominans des sels employés.

L. *Essais sur la décomposition du gaz sulfuré par l'air atmosphérique.*

Dans un bain, qui avait la température ordinaire, on fit passer bien long-tems trois pouces cubes d'air atmosphérique sous la surface de l'eau, d'un verre à l'autre, on n'observa ni diminution, ni augmentation de l'air atmosphérique, et il n'en a pas été changé dans ses parties constituantes.

LI. *Essais sur la décomposition du gaz sulfuré par le gaz oxigène.*

Dans un bain, qui avait quelques degrés de température de plus que le précédent, on fit passer un pouce cube de gaz oxigène d'un verre à l'autre; mais plus long-tems, et avec la précaution que l'oxigène passât par un plus grand espace de l'eau minérale; on n'observa de même ici aucun changement.

LII. *Suite des essais avec l'air atmosphérique.*

Selon l'apparence il y avait à présumer, ou que la température de l'eau minérale du bain n'est pas assez élevée pour que l'oxigène ait pu agir sur le gaz y contenu, ou qu'il soit exigible, pour effectuer une combinaison réciproque, que le gaz sulfuré soit en état d'expansion avec l'eau minérale, comme il l'est naturellement dans les vapeurs de notre eau, et comme nous avons déjà présumé plus haut.

En cette vue, on fit remplir un grand bain d'eau minérale; on laissa le bouchon du tuyau, qui amène l'eau directement de la source, ouvert, afin que, par l'écoulement continuel, l'eau du bain ne puisse se refroidir; on posa, sur l'orifice de ce tuyau, et directement au-dessus du torrent chaud qui en provient, un grand eudiomètre à large diamètre, qui contenait deux pouces cubes d'air atmosphérique, et pour le reste de l'eau minérale. On aperçut bientôt s'élever de petites bulles d'air dans l'eudiomètre, et dans une heure le volume de l'air y contenu s'était augmenté d'un pouce cube (on sait cependant que la chaleur a part à cette expansion); ayant bouché le tuyau, on laissa l'eudiomètre durant la nuit dans le bain, et le lendemain on trouva le volume de l'air y contenu diminué d'un demi pouce cube.

LIII. *Suite des essais avec l'air atmosphérique.*

On répéta cette expérience, en introduisant

dans le même eudiomètre 5 pouces cubes d'air atmosphérique; on le posa également sur l'orifice du tuyau, et en deux heures de tems le volume s'était augmenté à 8 pouces cubes; lorsqu'on eut laissé refroidir l'eudiomètre, ces 8 pouces cubes se diminuèrent d'un demi, et le lendemain encore d'un pouce cube; il resta donc 6½ pouces cubes, qu'on posa de nouveau sur le torrent chaud du tuyau; le volume monta encore à 8 pouces cubes et ne s'augmenta en rien durant une heure. Vingt-quatre heures après que l'eudiomètre avait été retiré de l'eau, les 8 pouces cubes s'étaient encore diminués à 6½; on reposa ces 6½ pouces cubes pour la troisième fois sur le torrent chaud et on eut le même résultat.

On mêla, avec ces 6½ pouces cubes de gaz restant, en petites portions, du gaz nitreux (on avait eu soin d'éprouver ce dernier par l'oxigène, avant de l'employer); il se forma une rougeur à peine apcrceptible, et tout aussi peu de diminution de volume, et tout ce restant de gaz se comporta de toute manière comme du gaz azote.

Pour acquérir plus de certitude sur ce

procédé, on prit de nouveau 5 pouces cubes d'air atmosphérique de la même contrée; on les mêla avec une partie du même gaz nitreux, il se forma une forte rougeur chaque fois qu'on laissa entrer le gaz nitreux, et il y eut en tout une diminution de 1 $\frac{1}{4}$ pouce cube.

LIV. *Suite de ces essais, et en employant l'oxigène.*

On posa l'eudiomètre à la manière précédente sur le torrent chaud, contenant 5 pouces cubes de gaz oxigène, qu'on avait auparavant éprouvé avec le gaz nitreux et qu'on avait trouvé très-pur; le volume s'augmenta, dans le commencement, d'un demi-pouce cube, mais bientôt après on observa peu à peu une diminution; on laissa l'eudiomètre pendant six heures dans cette position, après quoi on le retira et le mit de côté. Quand il fut assez refroidi, on trouva ces 5 pouces cubes diminués à 4$\frac{3}{4}$, qui restèrent intacts par l'eau de chaux, et qui perdirent avec le gaz nitreux 2 pouces cubes; les 2$\frac{3}{4}$ pouces cubes restans se comportèrent, comme ceux plus haut, en gaz azote.

LV. *Suite des essais, et en employant un air atmosphérique pur.*

Jusqu'ici on avait pris, pour ces expériences, l'air atmosphérique des environs de la maison aux bains, qui peut-être n'était pas le plus riche en oxigène; aussi avait-on encore d'autres moyens pour découvrir la quantité de l'oxigène qui serait contenue dans les restans.

Comme on rencontre souvent des doutes dans ces expériences, quoiqu'on emploie toute précaution possible, et que l'on ne peut point trop vérifier les faits, on éprouva l'air atmosphérique, hors la ville, des lieux les plus libres, par l'eudiométrie, et on employa celui qui fut trouvé le plus pur pour les essais suivans :

De même qu'à l'article LIII, on prit de cet air 5 pouces cubes dans l'eudiomètre, qu'on posa dans le bain sur le torrent chaud du tuyau et on l'y laissa pendant une heure. On le retira maintenant de l'eau; et, quand il fut refroidi, on trouva le volume de l'air augmenté d'un demi-pouce cube; on reposa cet eudiomètre sur le tuyau, et l'augmentation du volume de l'air se renouvela ; trois heures après, on n'aperçut plus d'augmentation, et le lendemain le volume se trouva de rechef réduit à 6½ pouces cubes, comme à la première expérience.

Il était à présumer que l'air contenu dans l'eudiomètre se soit chargé d'acide carbonique provenant de l'eau minérale ; on l'éprouva par conséquent avec l'eau de chaux, mais elle n'effectua aucune diminution de volume. On remplit maintenant un flacon avec une solution de sulfure de potasse pure; on y introduisit après les 6½ pouces cubes de gaz, le flacon demeura à moitié rempli de la solution ; on le boucha soigneusement et de manière que l'air extérieur n'y puisse pénétrer, et on le laissa ainsi pendant plusieurs jours, en l'agitant souvent ; à l'examen qu'on en fit après, on trouva une diminution d'un tiers de pouce cube; il resta donc un peu plus d'oxigène qu'à l'expérience LIII, mais aussi la solution pourrait bien avoir absorbé du gaz.

LVI. *Essais pour servir de comparatifs aux précédens.*

a. On introduisit dans l'eudiomètre 5 pouces cubes de gaz azote, que l'on avait obtenu une fois par des vessies de poissons, une autre fois par la décomposition de l'air atmosphérique avec la solution du sulfure de potasse, et que l'on avait éprouvé auparavant avec le gaz nitreux; on posa cet eudiomètre sur le torrent chaud du tuyau, à la manière connue; le gaz azote ne diminua ni augmenta de volume, et ne changea en aucune manière.

b. On emplit un eudiomètre seulement avec l'eau minérale, et on le posa sur le torrent chaud dans le bain, comme aux essais précédens; il ne monta dans l'eudiomètre qu'une petite bulle d'air, qui disparut bientôt après.

Pour se former une idée juste sur ces essais, il est nécessaire de se figurer comment agirait en pareil cas une eau saturée de gaz hydrogène sulfuré avec l'air atmosphérique. L'oxigène de cet air se combinerait avec l'hydrogène l'hydrogène et ferait de l'eau ; il s'en dégagerait du calorique, et le soufre combiné à l'hydrogène serait précipité.

Posons en plus que, 100 parties d'air atmosphérique contiennent 0,25 de gaz oxigène, et
0,75 de gaz azote.

Il faudrait donc que, de 5 pouces cubes d'air atmosphérique, $1\frac{1}{4}$ pouce cube d'oxigène se combinât avec l'hydrogène, et qu'il en restât $3\frac{3}{4}$ pouces cubes.

Si nous faisons de cela application sur les expériences précédentes, il faudra déduire, des 5 pouces cubes d'air atmosphérique employés, $1\frac{1}{4}$ pouce cube pour la perte en oxigène; mais comme on a obtenu $6\frac{1}{2}$ pouces cubes de gaz, il faudra ajouter pour cette augmentation, aux 5, $1\frac{1}{2}$ pouce cube; par conséquent on devra porter en calcul :

1.° $1\frac{1}{4}$ pouce cube pour la perte en oxigène, et
2.° $1\frac{1}{2}$ pouce cube pour l'augmentation;

Ce qui fait $2\frac{3}{4}$ pouces cubes d'un gaz étranger parvenu dans l'eudiomètre.

Que l'on considère à présent les effets réciproques arrivés effectivement avec l'air atmosphérique et l'eau minérale, et on trouvera que son oxigène a été presqu'entièrement absorbé sans diminution de volume, et qu'il n'y a pas eu de séparation de soufre; par conséquent on ne pourra pas attribuer ces effets au gaz hydrogène sulfuré.

L'oxigène de l'air atmosphérique a été remplacé, dans ces expériences, plus que du double de son volume, par un gaz tout semblable à l'azote; il reste à demander d'où provenait ce gaz? Peut-il bien provenir d'autre part que de l'eau minérale?

Il est certain que c'est ce gaz qui est combiné au soufre dans notre eau minérale; que l'oxigène de l'air atmosphérique employé a acidifié le soufre et en a délivré le gaz.

L'eau minérale restante de la distillation se comporta, dans les essais y faits, comme l'eau minérale cuite.

LVIII. *Essais sur le fer oxidé, par les vapeurs de l'eau minérale.*

A l'article XXI, où des platines de métaux ont été exposés aux vapeurs de l'eau minérale, on a fait mention d'une plaque de fer qui, après l'expérience, ayant resté quelques jours exposée à l'air, avait obtenu une couleur bleue ressemblante au plus fin prussiate de fer. Il était intéressant de découvrir s'il s'était formé ici un véritable prussiate de fer, ou si c'était simplement un oxide de fer qui avait pris cette couleur; car, où il se forme de l'acide prussique, on peut juger de la présence de l'azote.

Ou introduisit 30 grains de ce fer bleu, qui dans cet intervalle était devenu plus beau, dans une fiole, avec 10 grains de potasse pure et de l'eau distillée en suffisante quantité; on fit bouillir ce mélange pendant huit minutes, après quoi on filtra (quand on mêla ce fer bleu avec la solution de potasse, on remarqua distinctement l'odeur du gaz ammoniacal, mais elle disparut bientôt). Le fer est devenu de couleur brunâtre par cette ébullition, mais la lessive fut blanche et claire; elle n'agit point sur le papier teint avec le curcuma; et, quand on la mêla avec une solution de sulfate de fer vert, elle ne fit aucun précipité (vraisemblablement parce que la potasse aura été saturée par l'acide sulfurique qui, dans les vapeurs de l'eau minérale, se sera fixé à cette plaque de fer); mais lorsqu'on ajouta un peu d'une solution de potasse de commerce, il se forma un précipité d'un vert bleuâtre.

On ajouta au restant de ce fer bleu, une nouvelle portion de potasse pure et d'eau distillée; on fit bouillir de nouveau. Cette lessive, mêlée à une solution de sulfate de fer, fit un précipité dont la couleur s'approcha plus du bleu, tandis que cette solution de fer fit, avec la potasse pure, un précipité d'un vert foncé; ces précipités se dissolvèrent totalement tous les deux dans l'acide muriatique.

On répéta encore une fois cette expérience, avec de nouveau fer bleu et avec la même quantité de potasse, on obtint, par la précipitation du sulfate de fer, un précipité qui s'approcha encore plus du bleu. On n'avait plus de fer bleu pour faire d'autres essais, et il fallut se contenter avec ces résultats insuffisans; mais il est très-probable qu'il s'était formé de l'acide prussique en cette occasion.

LIX. *Essais sur la matière noire et acide indiquée à l'article* VI.

On versa, sur une portion de cette matière,

de l'eau distillée chaude, et on la laissa en infusion pendant quarante-huit heures, en l'agitant souvent dans cet intervalle; on filtra après, et la solution claire rougit fortement le papier teint avec le tournesol; quand on ajouta, à une moitié de cette solution, d'une solution de nitrate de baryte, elle se troubla fortement; on satura l'autre moitié avec l'ammoniaque, et on y ajouta de l'acide oxalique; celui-ci forma de l'oxalate de chaux, mais en petite quantité; on la sursatura maintenant avec l'ammoniaque, il se forma un nuage qui, en chauffant, se déposa en flocons blanc jaunâtre, et fut trouvé être de l'argile.

On versa, sur ce qui avait resté sur le filtre, et qui était de couleur noire, de l'acide muriatique non concentré; il se dissolva un peu de sulfate de chaux, mais on n'observa rien de plus; quand ce restant fut édulcoré et séché, et qu'on en mit un peu sur du charbon allumé, il brûla avec une flamme bleue et répandit une forte odeur de soufre, mais la plus grande partie n'en fut point détruite.

On mit 56 grains de cette matière dans un petit creuset, au feu; elle brûla avec une flamme bleue; elle perdit 16 grains :

le restant avait pris, par cette incandescence, une couleur blanc grisâtre, et fut reconnu pour être du sulfate de chaux.

On a perdu, par un hasard, ce qui était resté de cette matière noire, et cet accident nous empêcha de découvrir si la couleur noire provenait d'un principe propre, ou peut-être par une substance végétale qui aurait été réduite en état de charbon par l'acide; ce qui est très-probable.

Cette matière serait donc composée :

D'acide sulfurique libre,
De sulfate de chaux,
De sulfate d'argile,
Et d'un peu de charbon.

LX. *Evaporation de l'eau minérale et analyse du résidu.*

On ne reçut point toujours les mêmes quantités en résidus par l'évaporation, et tous les Chimistes qui se sont occupés de l'analyse de cette eau ont fait sur ce sujet le même rapport. Il est probable qu'à la formation, les eaux minérales ne peuvent pas toujours se charger des mêmes quantités de parties. La saison paraît aussi y avoir de l'influence, car on observa des différences remarquables en résidus obtenus par l'évaporation au printems, en été et en automne, même quand on les réitéra dans la même saison on observa des différences.

Cette opération, si souvent répétée et très-soigneusement observée, nous fit pourtant présumer que les plus grandes différences pourraient bien résulter de l'opération même, car il n'est guère possible de procéder toujours uniformément. Les vases de terre, de fayance et de porcelaine, ne sont point convenables, puisqu'ils absorbent plus ou moins de parties salines; les degrés de chaleur qu'on y applique ont une influence considérable, car, par l'ébullition ou l'évaporation forcée, beaucoup de parties salines s'envolent avec les vapeurs, surtout vers la fin; on a remarqué cette volatilisation des sels à des degrés de chaleur médiocres, ainsi à plus forte raison aura-t-elle lieu à des hauts.

Le desséchement total du résidu, où il y a des pertes plus ou moins grandes et où il reste plus ou moins d'humidité adhérente, doit de même beaucoup faire varier les résultats.

Des vases de verre, qui ne soient pas trop grands, et une chaleur modérée, nous ont parus le plus convenable, quoiqu'on procède plus lentement.

La définition des parties constitutives est tout aussi difficile; la cristallisation ne fournit pas de résultats exacts, et l'affinité chimique, recommandée à cet effet, a ses difficultés par les différences des parties constitutives qui sont attribuées aux substances; cependant nous avons choisi cette voie comme la seule praticable, et on fit les calculs pour le sulfate de soude selon les dernières indications de M. Rose, et pour le muriate de soude selon M. Buchholz.

Au commencement de juin, par un tems serein, on procéda à une telle évaporation, avec 8 livres civiles d'eau minérale, en deux vases de verre, au bain de sable et à 60 degrés Réaumur. Pour éviter toute souillure, on avait couvert les vases avec des tamis de crêpe, et on eut, sur cette opération, une attention très-soigneuse.

L'odeur de l'eau minérale disparut de la manière indiquée plus haut; quand elle s'échauffa peu à peu, il s'en dégagea de petites bulles d'air ; pendant l'évaporation, il se forma sur la surface de l'eau de petits cristaux, qui coulèrent à fond et s'attachèrent assez fortement au verre ; quelques flocons se séparèrent après, et quand le volume a été réduit à quelques onces, il se forma sur le fond du vase de petits et grands cristaux ; la surface se couvrit d'une pellicule, et on n'observa aucune odeur jusqu'à la fin.

L'évaporation finie, on obtint un résidu tout sec, de couleur blanc grisâtre, sans odeur, d'un goût salin, et en poids 231 grains ; ce qui fait pour la livre d'eau minérale 28,875 grains.

ANALYSE DU RÉSIDU DE L'ÉVAPORATION.

a. On versa, sur ce residu, une fois son volume d'alcohol tout à fait purgé d'eau, et on le laissa en digestion à une chaleur modérée ; l'alcohol ne changea pas en odeur et prit une couleur jaune pâle ; on sépara cette teinture spiritueuse par un filtre ; on édulcora son résidu avec de l'alcohol, et on marqua ce résidu de *z*.

Quand on mêla quelques gouttes de la

teinture spiritueuse obtenue en *a*, avec un peu de solution d'acétate de plomb, il se forma un précipité blanc; on évapora cette teinture spiritueuse à feu modéré, dans un petit vase de verre; quand son volume fut diminué à un tiers, il s'en sépara un peu de poudre blanc jaunâtre; et quand on y ajouta de l'eau distillée, elle en précipita une substance résineuse, qui s'assembla en une petite masse; l'odeur fut toujours spiritueuse; on évapora le tout à siccité, après quoi on y versa de l'eau distillée, qui dissolva le peu de sel; cette solution fut marquée par *y*; elle laissa pour résidu la poudre jaune et la substance résineuse, qui pésèrent en tout ensemble $\frac{3}{4}$ grains, et qu'on marqua de *x*; ce résidu *x* brûla sur un fer rougi au feu, avec une flamme bleue et répandit une odeur de soufre.

b. On versa sur le résidu *z* de l'eau distillée bouillante; on y ajouta la solution aqueuse *y*; il resta ici un résidu de 15 grains, que l'on marqua de *w*.

c. On satura la solution aqueuse obtenue en *b* avec de l'acide acétique pure, et on la précipita soigneusement avec du nitrate de baryte; on obtint du sulfate de baryte, qui, séché et rougi au feu, pesa 67,50 grains.

d. De cette solution séparée du sulfate de baryte obtenue en *c*, la solution du nitrate d'argent sépara en muriate d'argent fortement desséché 124 grains.

Quand on calcule, d'après la dernière indication de M. Rose, que 100 grains de sulfate de baryte, rougi au feu, contiennent 32,44 d'acide sulfurique, nos 67,50 doivent en contenir 21,89; et si 25 grains d'acide sulfurique fournissent 100 grains de sulfate de soude cristallisé, nous en aurons pour notre part 87,56; cette quantité de sulfate de soude cristallisé peut contenir en eau de cristallisation 26,13; il nous restera donc, pour contenu en sulfate de soude, dans notre résidu de l'évaporation, 61,43.

Selon l'indication de M. Buchholz, 100 grains de muriate d'argent très-secs contiennent 17,50 d'acide muriatique, nos 124 grains doivent donc en contenir 21,70; et si 43 grains d'acide muriatique fournissent 100 grains de muriate de soude, nous aurons pour notre part pour les 21,70 d'acide, 50,46 de muriate de soude; et, en déduisant de cette somme 6 grains pour eau de cristallisation, il nous restera pour notre résidu sec 44,46.

Quand on ajoute à cette quantité de sulfate et muriate de soude, les 15 grains *w*, qui n'ont pas été dissouts par l'eau, et 0,75 pour la substance résino-sulfureuse *x*, nous aurons pour le restant en carbonate de soude 108,365 grains.

e. Les 15 grains *w*, qui restèrent en *b*, se dissolvèrent avec effervescence dans l'acide muriatique, jusqu'à un reste de 8 grains ; ce reste fut séparé par un filtre, séché et un peu rougi au feu, après quoi il se dissolva, dans de nouvel acide muriatique, jusqu'à un reste de 2⅔ grains, que l'on marqua de *u*.

f. L'ammoniaque caustique en liqueur fit, dans cette solution, obtenue en *e*, un précipité en flocons légers, jaunâtres, qui, après avoir été séché, ressemblait à la corne; il pesa 2½ grains et fut reconnu être de l'argile.

g. Après avoir séparé l'argile de la liqueur ammoniacale obtenue en *f*, on la satura avec de l'acide nitrique et on l'évapora à 3 onces; quand elle fut refroidie, on y ajouta une once d'alcohol, qui la laissa claire ; on y instilla ensuite tant d'un mélange de 3 parties d'eau distillée, une partie d'acide sulfurique et une partie d'alcohol, que ce mélange y causa de précipité, on sépara ce dernier; et, quand il fut fortement séché, il pesa 18 grains; ce qui peut faire en carbonate de chaux environ 9,32 grains.

Le restant de la liqueur en *g* fut mêlé avec une solution de carbonate de soude chaude et donna un grain de magnésie.

Huit livres (à 16 onces par livre) d'eau minérale, contiennent donc en parties fixes:

Sulfate de soude.	61,430
Muriate de soude.	44,465
Carbonate de soude	108,365
Substance résino-sulfureuse.	000,750
Silice.	002,661
Argile	002,500
Carbonate de chaux.	009,320
Carbonate de magnésie. . .	001,000
TOTAL. . .	230,491

(Les indications principales de ce calcul sont très-exactes; et si, dans les fractions décimales, il s'était glissé quelques erreurs, on prie de les rajuster avec indulgence).

LXI. *Essais sur la matière mucilagineuse des bains.*

On a observé, à l'article VII, qu'il se colle sur les murs des bains, par l'eau minérale provenante de la source et coulante continuellement, des orifices des tuyaux conducteurs qui ne sont pas bien bouchés, qu'il se colle, dis-je, sur ces murs, au-dessous du bouchon, peu à peu et en petite quantité, une matière mucilagineuse de couleur blanc jaunâtre et d'une odeur un peu méphitique; on a observé de plus que cette même matière couvre les pierres dans les écouloirs des sources ouvertes. On a dit préalablement sur cette substance, que c'était une combinaison de soufre avec un principe ressemblant à la matière animale.

On a remarqué, auprès de l'analyse des parties fixes en *a*, que cette même matière entre dans les parties constitutives de l'eau minérale; qu'elle peut être tirée du résidu de l'évaporation par l'alcohol, duquelle on peut la séparer par l'évaporation et l'eau distillée, en soufre et filets résineux; nous aurons occasion à présent de connaître plus particulièrement cette combinaison.

On recueillit de cette matière mucilagineuse dans un bain, autant qu'il s'en était formée; on la délivra, par une évaporation très-modérée, de l'eau minérale lui adhérente, et on la digéra avec deux onces d'alcohol, bien purgé d'eau, pendant deux jours, dans un bain-marie chaud ; l'alcohol obtint bientôt une couleur jaune et une odeur un peu désagréable, mais cette dernière fut à peine apperceptible.

On sépara le résidu de cette solution; on le lava avec de l'alcohol et on le marqua de *a*. On procéda maintenant à l'évaporation de la solution spiritueuse, à feu modéré; il s'en sépara, vers la fin, une poudre jaune, qui se déposa en partie au fond du vase et en partie s'attacha aux bords; l'odeur en était faible, mais en quelque manière ressemblante au soufre; et quand on y ajouta de l'eau, elle n'en devint pas plus sensible, et la poudre jaune ne se dissolva pas; quand on réchauffa cette liqueur de nouveau, il s'en sépara un peu de congélation qui parut être résineuse, mais qui ne se dissolva plus dans l'alcohol ;

quelques gouttes d'une solution un peu concentrée de potasse pure dissolvèrent quelque chose de cette congélation et acquirent une couleur jaune pâle, mais n'en eurent point d'odeur; quelques gouttes d'acide sulfurique non concentré dégagèrent de cette solution, par la potasse, une odeur très-distincte du gaz hépatique, et la solution de l'acétate de plomb en fut teinte en brunâtre.

Ce qui n'avait pas été dissout par l'alcohol, de cette matière mucilagineuse, était de couleur blanc grisâtre et pesa 80 grains; lorsqu'on versa de l'eau bouillante dessus, elle répandit une odeur ressemblante au soufre sublimé de la source. On filtra cette solution quelques jours après, et on marqua le résidu qu'elle laissa de *b;* on ne remarqua plus aucune odeur dans cette solution après la filtration, et de même point de couleur ni de saveur; la teinture du curcuma n'en fut point changée; le nitrate de baryte y fit un précipité d'un quart de grain, et la solution du nitrate d'argent n'y fit qu'un précipité d'à peu près un huitième de grain. Le résidu *b* fut dissout par l'acide muriatique, avec effervescence, jusqu'à un résidu de 19 grains, que l'on

marqua

marqua de *c*; l'ammoniaque précipita, de cette solution muriatique filtrée, deux grains en flocons rougeâtres, qui furent de l'argile; on fit bouillir maintenant cette liqueur ammoniacale, un peu, avec du carbonate de soude, et on obtint 60 grains de carbonate de chaux.

Quand on fit tomber quelques grains du résidu *c*, sur un fer ardent, il brûla avec une flamme bleue et répandit une forte odeur de soufre; une solution de potasse pure dissolva, par la chaleur, 5 grains de ce résidu, qui se comportèrent, à la précipitation, en soufre; les 14 grains restans du résidu *c* diminuèrent de 6 grains quand on les eut fait rougir un peu au feu; le reste se dissolva dans l'acide sulfurique non concentré jusqu'à 2 grains, et fut reconnu être de l'argile; les 2 grains restans furent du silice.

LXII. *Suite des essais sur la matière mucilagineuse.*

A cause de la petite quantité de cette matière mucilagineuse, obtenue sur les murs des bains, on n'aurait pu étendre ces expériences, et il aurait fallu se contenter des connaissances acquises, si l'accident, indiqué à l'article XVI ne nous avait pas fourni le moyen d'en acquérir une plus ample provision. On recueillit donc autant qu'on put de cette substance, qui s'était formée sous la surface de l'eau de la source, qui avait demeuré pendant si long-tems découverte, et on la marqua de *k*, pour l'assujétir aux expériences suivantes :

a. La couleur de cette matière *k* était brunâtre, entremêlée de rayons jaunes grisâtres.

b. Elle était mucilagineuse comme la matière obtenue des murs des bains.

c. Elle était d'un mucilagineux gluant sur la langue, et ne se dissolva pas dans la salive.

d. L'odeur en fut un peu méphitique.

e. Elle était indissoluble, tant dans l'eau chaude que dans la froide.

f. Quand on la dessécha à une chaleur modérée, elle devint friable et sans odeur.

g. Quand on porta cette matière desséchée sur un fer chaud et point rouge, elle s'enflamma faiblement avec couleur bleue, répandit un peu l'odeur de soufre, et délaissa une substance insipide, noire, charbonneuse, qui s'enflamma vivement sur un corps ardent.

Mais quand on porta de cette matière desséchée sur un fer rougi au feu, elle brûla avec forte flamme, entremêlée d'une fumée, qui répandit l'odeur de toile brûlée, et il resta une cendre gris noirâtre.

h. L'acide muriatique non concentré redonna à cette matière desséchée son apparence récente mucilagineuse; il en dégagea un peu d'odeur hépatique et fit une forte effervescence, mais n'en dissolva rien autre que du carbonate de chaux.

On délivra, une quantité considérable de cette matière desséchée, de son carbonate de chaux, par le moyen de cet acide muriatique tenu, et on le marqua de *z*; sur cette matière *z*, on fit les essais suivans :

1. L'acide sulfurique concentré épaissit cette matière *z*, la fit mucilagineuse, et la réduisit après en un état charbonneux; quand on la délaya à présent avec de l'eau, elle délaissa sur le filtre un résidu charbonneux; ce résidu brûla vivement, en jetant des étincelles, comme ferait un mélange de soufre

et de charbon; les cendres qui en restèrent furent trouvées être de la silice.

2. Quand on versa, sur cette matière *z*, de l'acide nitrique pur et assez concentré, il se dégagea, en chauffant, du gaz nitreux; on laissa bouillir ce mélange pendant une heure dans une fiole; on le délaya après et le filtra; l'acide en avait pris une couleur jaune, et la conserva sur le mélange de l'eau; l'ammoniaque précipita, dans cette liqueur acide, une substance jaune mucilagineuse; l'eau de chaux ne démontra point l'acide oxalique dans cette liqueur, mais le muriate de baryte y découvrit l'acide sulfurique; la substance, qui avait été précipitée par l'ammoniaque, fut séchée et répandit de la fumée sur un fer rouge; on observa, en même-tems, des petits points étincelans, la plus grande partie resta sur le fer en forme de cendres; ce qui n'avait pas été dissous de cette matière *z*, par l'acide nitrique, brûla faiblement, et on ne sentit que très-peu l'odeur du soufre.

3. La lessive de potasse caustique dissolva, par digestion chaude, une quantité considérable de cette matière *z*, et elle s'en colora en brun foncé; quand on mêla quelques

gouttes de cette solution à une solution d'acétate de plomb, il se forma un précipité blanc jaunâtre, qui passa un peu au grisâtre. Quand on mêla, au contraire, la solution de l'acétate de plomb en assez grande portion à cette solution, effectuée par la potasse, elle se décolora totalement, et le précipité demeura blanc jaunâtre. Cette solution, par la potasse, précipita une solution de nitrate d'argent en jaune grisâtre; on obtint le même résultat, lorsqu'on l'avait auparavant saturée avec de l'acide acétique; l'acide muriatique non concentré dégagea un peu d'odeur de gaz hépatique de cette solution alcaline; il la troubla quelques minutes, après de plus en plus, et il se forma un précipité caseux, de couleur jaune brunâtre, dont une grande partie se dissolva dans l'ammoniaque; quand on brûla ce précipité, on eut les mêmes résultats qu'en *g;* la teinture spiritueuse des noix de galle ne changea point cette solution alcaline au commencement, mais quinze minutes plus tard elle se troubla, et il se sépara peu à peu une substance en masses d'un jaune sale; la teinture aqueuse des noix de galle fit beaucoup de précipité dans cette solution alcaline. Pour s'assurer si cette précipitation pourrait bien provenir de la potasse, on mêla, à chacune de ces teintures de noix de galle, d'une solution de potasse pure, mais elles en restèrent claires toutes les deux. Le précipité qu'avait fait la teinture spiritueuse, brûla avec fumée et délaissa une cendre grise; on introduisit une autre portion de ce même précipité dans une petite fiole; on la boucha soigneusement; on la posa dans un creuset entouré de sable, et on le fit un peu rougir au feu. Quand on ouvrit la fiole, on n'observa ni odeur, ni sublimé de soufre; seulement, à la partie supérieure, on remarqua quelques rayons bruns, qui ne se dissolvèrent ni dans l'eau, ni dans l'alcohol, ni dans l'ammoniaque; ce dernier sépara seulement quelques particules brunes du verre; il resta, au fond de la fiole, un charbon noir, sans saveur ni odeur, qui brûla long-tems et vivement sur un fer rouge.

4. L'ammoniaque caustique liquide dissolva de même par la chaleur, beaucoup de cette matière *z*; il en prit une couleur brun foncée et perdit beaucoup de son odeur. Cette solution, par l'ammoniaque, précipita l'acé-

tate de plomb en blanc un peu nuancé en grisâtre, et elle se décolora entièrement quand on en mêla beaucoup avec de l'acétate de plomb.

L'acide sulfurique non concentré précipita, de cette solution ammoniacale, des flocons bruns; elle devint claire après, et le précipité ne fut point soluble dans l'alcohol.

5. Sur une autre portion de cette matière *z*, contenue dans un verre, on versa de l'eau bouillante; on posa ce verre, découvert, dans une grande chambre. Quoique nous étions alors au mois de juin, le temps fut toujours frais; et, pendant les premiers quatorze jours, on n'observa aucun changement, mais après cette époque, on remarqua peu à peu une odeur putride, qui augmenta durant huit jours de plus en plus, après quoi elle commença à diminuer.

6. On versa sur 150 grains de cette matière *z*, contenue dans une fiole, de l'alcohol bien purgé d'eau, on la laissa vingt-quatre heures en digestion, l'alcohol n'en prit aucune couleur, et quand même on le laissa bouillir à plusieurs reprises il n'y eut point de solution.

Ayant observé que les résidus de l'eau minérale colorent l'alcohol, il était a présumer, ou que cette matière ne fut point semblable à celle contenue dans ces résidus, ou qu'auprès de ces résidus le carbonate de soude de l'eau minérale ait servi d'intermédiaire pour aider la solution. On ajouta donc à ce mélange des 150 grains avec l'alcohol, dix grains de carbonate de soude; après une digestion de quinze minutes il fut déjà coloré en jaune et augmenta en couleur jusqu'au jaune d'or foncé; on décanta la teinture colorée et on ajouta de nouvel alcohol avec un peu de cet alcali, on obtint encore une teinture, mais d'un jaune un peu plus pâle, après l'avoir décantée une troisième fois et remis de l'alcohol, il n'en fut plus coloré, quoiqu'on ajouta sur la fin beaucoup plus de carbonate de soude. On évapora ces teintures réunies lentement; elle se troubla; il se forma un précipité jaune et des points bruns sur le verre. Quand son volume fut réduit à peu près à une once, on observa une odeur désagréable, fétide, toute différente de l'odeur qu'avait la teinture spiritueuse du résidu de l'évaporation de l'eau minérale. On y ajouta maintenant de l'eau distillée, l'odeur se perdit sur-le-champ, mais elle revint quand on évapora de nouveau et resta toujours, même auprès du résidu séché; ce résidu était sur la fin grasseux et difficile à sécher, il pesa neuf grains, il brûla avec peu de flamme, mais en répandant une odeur fort désagréable et il en resta un charbon noir; ce qui n'avait pas été dissous par l'alcohol, donna comme en *g*, une flamme de soufre sur un fer rouge et répandit l'odeur de toile brûlée.

La séparation spontanée de cette matière mucilagineuse de l'eau minérale de la source, qui avait resté ouverte, comme de celle des bains et des écouloirs, font présumer que l'oxygène de l'air atmosphérique opère cette précipitation par décomposition ou par combinaison; mais quand on observe qu'à l'évaporation de l'eau minérale puisée à l'instant et munie de son gaz sulfuré, l'air atmosphérique ayant tout aussi plein accès, cette matière ne soit point séparée, et que quand on verse sur un tel résidu de l'eau minérale, par l'évaporation, de l'eau bouillante, elle se dissolve avec les sels; on se trouve embrouillé dans des faits contradictoires et on est tenté de chercher la cause dans une autre substance ; quoique cela reste très-vraisemblable que l'oxigène aura la plus grande part à cette séparation, mais qu'il soit exigible que l'oxygène opère long-tems sur cette matière pour la saturer au point qu'elle devienne insoluble dans l'eau.

Le procédé suivant confirmera cette opinion et prouvera que cette matière peut changer dans l'eau minérale et pourtant y rester en dissolution.

i. A la même époque qu'on avait trouvé cette matière mucilagineuse, séparée de l'eau minérale de la source qui avait resté si longtems découverte, on évapora de cette eau minérale, laquelle, comme on a dit plus haut, était sans odeur, claire et précipita la solution de l'acetate de plomb en blanc, on évapora, dis-je, huit à dix livres de cette eau minérale, puisée à l'instant de la source, lentement à feu ouvert dans un pot solide, quand le volume fut reduit à peu près à la moitié, on observa des fils qui nagèrent dans l'eau, il en fut séparé un peu et reconnu pour être de cette matière en question, l'eau demeura sans odeur, quand le tout a été évaporé, on digéra le résidu sec avec de l'alcohol, qui se colora bientôt en jaune mais ne changea pas d'odeur. Quand on évapora cette teinture spiritueuse, elle se troubla vers la fin et on observa la poudre jaune, de même quand on la mêla avec de l'eau, on remarqua les rayons résineux; ces derniers, ainsi que la poudre jaune, se dissolvèrent par la potasse et fournirent, avec l'infusion des noix de galle, un précipité sale jaune, en masse.

Ce qui n'a pas été dissous par l'alcohol, fut délivré de ses parties salines par l'eau chaude et de son carbonate de chaux par l'acide muriatique non concentré, mais on n'y trouva plus rien de cette matière, ni de soufre.

Il est évident ici que cette matière (dissoute dans cette eau minérale, privée du gaz sulfuré) avait éprouvé un changement, car sans cela elle aurait dû rester en dissolution, comme auprès de l'eau minérale munie du gaz sulfuré et en pleine force.

Il est probable que pendant l'évaporation cette matière se combina avec la portion d'oxygène nécessaire pour la faire indissoluble dans l'eau.

Il nous reste encore pour sujet digne de réflexion, l'odeur très-désagréable que cette matière, séparée de la source découverte a produite avec l'alcohol, dont il a été question au N.° 6 de la lettre *h*, et qui fait encore une différence essentielle de cette matière avec celle séparée de l'eau minérale, chargée de gaz sulfuré et en pleine force; ce changement d'odeur n'a pas pu être produit par la soude, qui a été ajoutée, car dans toutes les extractions qu'on a fait des résidus de l'eau minérale le carbonate de soude était présent, il est donc probable, que par un grand espace de tems, l'oxygène opère encore plus sur cette matière et y cause une décomposition de ses parties constitutives; ce qui est encore confirmé, parce qu'une partie de cette matière séparée de l'eau de la source était indissoluble par l'alcohol et le carbonate de soude.

k. On mit 480 grains de matière mucilagineuse (de la source) séchée, dans une petite cornue de verre lutée, munie d'un tube courbé, on en fit une distillation à feu nu; quand la cornue commença à peine à rougir, on aperçut des bulles d'air qui furent en partie absorbées par l'eau dans laquelle le tube était plongé, et qui en partie passaient dans le flacon qu'on avait posé sur l'orifice de ce tube; ils y remplirent le volume de la mesure de neuf onces; l'eau par laquelle ce gaz avait passé avait une forte odeur de gaz hydrogène sulfuré, et avec cela une odeur prédominante de l'huile animale de Dippel noirci à l'air.

La solution de l'acétate de plomb fut précipitée en brun rouge par cette eau; et, quand tout l'hydrogène sulfuré en a été séparé par cette solution de plomb, l'odeur de l'huile animale se démontra toute libre et fortement; une partie de cette même eau (qui avait été exposée plusieurs jours à l'air atmosphérique, par lequel air le gaz hydrogène en était séparé) avait aussi gardé cette odeur de l'huile animale.

Le tube qui avait communiqué avec la cornue, était intérieurement tout couvert d'une telle huile brune et fétide, mais on n'aperçut point de sublimation de soufre dans la voûte de la cornue; le résidu qu'on y trouva était noir comme l'ivoire brûlée ; il avait perdu 34 grains de son poids, et, quand on versa de l'eau bouillante dessus, on ne sentit que très-peu l'hydrogène sulfuré ; l'acide oxalique précipita un peu d'oxalate de chaux de cette extraction aqueuse du résidu, et dégagea en même-tems du gaz hydrogène sulfuré.

Sur ce qui n'avait pas été dissous par l'eau de ce résidu, on versa de l'acide muriatique non concentré; il excita une forte effervescence, en dissolva 156 grains, y compris le peu que l'eau avait dissous, et qui furent analysés en carbonate de chaux et un peu d'argile. Ce qui n'avait point été dissous par l'acide muriatique avait conservé sa couleur noire, découvrit, sur un fer rouge, un peu de soufre, perdit 10 grains en le faisant rougir au feu pendant une heure, en prit une couleur rouge de briques et ne fut plus soluble dans les acides.

Les neuf onces, en mesure, de gaz obtenues, furent absorbées par l'eau de chaux jusqu'à deux onces, qui brûlèrent avec l'oxigène comme du gaz hydrogène.

Ces 480 grains de matière mucilagineuse contiennent donc :

1.° Quarante-quatre grains d'un principe de soufre qui se décompose par le feu, en gaz hydrogène, et hydrogène sulfuré, en gaz acide carbonique, une huile fétide et en charbon.

2.° Cent cinquante-six grains de carbonate de chaux et un peu d'argile.

3.° Il resterait donc, pour le poids de la silice, 280 grains; mais cette dernière ne peut s'être séparée en telle quantité de l'eau minérale, et y sera parvenue du détachement de cette matière du mur.

Déjà, au commencement de mes expériences sur notre eau minérale, j'ai observé, qu'à l'extraction, par l'alcohol, des résidus obtenus de l'évaporation, il s'en sépara un peu de soufre et une substance résineuse; j'ai bien apprécié de même, d'après mes expériences, la matière qui se dépose au-dessous des orifices des tuyaux conduisant l'eau minérale dans les bains, et qui couvre les pierres dans les écouloirs.

Mais toute mon attention fut excitée, lorsque j'eus connaissance d'une analyse des eaux sulfureuses d'Eilsen, par M^{r}. I. F. Westrumb, où ce célèbre chimiste a découvert une pareille matière en solution dans l'eau, et lui a donné le nom de principe fétide, à cause de son odeur.

Après cette époque, la source qui avait demeuré si long-tems découverte, me fournit une assez grande quantité de matière mucilagineuse, et me mit en état de faire les expériences précédentes; et, pour que l'on puisse mieux comparer ces deux principes de soufre remarquables d'Aix-la-Chapelle et d'Eilsen, je vais indiquer les signes qu'a observé M. Westrumb au dernier.

« L'alcohol du vin dissout les principes » fétides avec les muriates terreux du résidu » de l'eau sulfureuse d'Eilsen. Quand on » évapora la teinture spiritueuse, cette ma- » tière paraît en premier en forme de graisse » jaunâtre; elle devient résineuse après; et » toute séchée, elle est de couleur brun » noire. ; cette matière desséchée devient » grasseuse et humide quand on l'expose à » l'air; elle est d'un fétide insupportable » s'approchant de la graisse rance et du » soufre, et cette odeur acquiert son plus » haut degré quand on ajoute un peu d'eau » à cette solution évaporée à un très-petit » volume.

» Il se sépare du soufre à l'évaporation de » cette teinture, et quand on réitère la solu- » tion

» tion dans l'alcohol et l'évaporation, elle se » décompose en soufre et en une résine brun- » noirâtre. Cette résine se dissout dans l'al- » cohol et forme une teinture brune. La ré- » sine et cette matière brûlent avec une » flamme bleue sulfureuse, quand on les » porte sur une platine de fer rougie au feu, » elles se gonflent et répandent une odeur » résineuse.

» Cette matière reste dissoute dans l'eau, » mais seulement tant qu'on n'a pas fait éva- » porer tout l'esprit de vin. La solution par » l'eau et l'esprit de vin précipite le plomb, » l'argent, l'antimoine, etc. de leurs solu- » tions plus ou moins en couleur brune. » Cette matière se dissout par l'ammoniaque » caustique et par l'eau de chaux. »

Quoique la matière sulfureuse, qui se trouve en solution dans la source d'Aix-la-Chapelle, ressemble en quelques points à celle de la source d'Eilsen, mes expériences décrites prouvent pourtant qu'elles diffèrent l'une de l'autre dans les points essentiels suivants :

Cette matière est en bien moindre quantité dans l'eau d'Aix-la-Chapelle, elle se dissout bien du résidu de l'eau minérale évaporée par l'alcohol, comme celle de la source d'Eilsen, mais elle manque d'odeur tant qu'elle n'a pas été séparée spontanément par un long espace de tems. Car la matière qui avait été déposée au-dessous de l'orifice d'un tuyau aux bains, et qui n'y avait pas encore demeuré long-tems, ne fournit, quand on la traita avec l'alcohol de la manière indiquée, que très-peu d'indice d'une odeur étrangère.

Cette matière se décompose bien comme celle d'Eilsen durant l'évaporation de l'alcohol, mais elle ne se dissout plus après, ni dans l'eau, ni dans l'esprit de vin.

La solution spiritueuse de cette matière d'Aix ne fait point de précipité coloré comme celle d'Eilsen dans les solutions métalliques. Cela n'arrive ici que quand le soufre séparé y a été dissous de nouveau par un alcali.

Ces matières brûlent également toutes les deux, mais l'odeur en est différente, particulièrement de celle qui a été séparée depuis long-tems, laquelle encore à cause de son indissolubilité dans l'alcohol diffère essentiellement de celle de la source d'Eilsen.

Propriétés des autres sources sulfureuses d'Aix-la-Chapelle.

Les eaux des autres sources de cette ville, comme celles du bain Quirin, du bain Corneille, du bain Charles, du bain Rose et celle de la fontaine à boire, qui ont vraisemblablement toute la même origine, possèdent les mêmes parties constitutives que celle de la source principale au bain de l'Empereur. Seulement elles diffèrent un peu dans la quantité. elles ont toutes des degrés de température moindres que celle de la source principale et fournissent à cause de cela très-peu de soufre sublimé. La source du bain Rose a 37 degrés Reaumur, et dans la même proportion, quelques degrés de plus ou de moins sont les autres. Elles contiennent aussi en dissolution moins de parties fixes que celle de la source principale, mais la différence n'est pas très-remarquable.

En volume de gaz, l'eau de la source au bain Charles nous fournit 6 pouces cubes de 33 pouces cubes d'eau minérale. Celle du bain Rose nous a fourni d'une pareille quantité $6\frac{3}{8}$ pouces cubes. L'eau et le gaz de ces deux sources précipitèrent les solutions de l'acétate de plomb et du nitrate d'argent un peu plus en noir que celle de la source principale.

Je ne veux point juger des vertus médicinales des différentes sources, chaque médecin saura les apprécier d'après les faits indiqués; il n'y a plus que sur la fontaine à boire qu'il me reste quelques mots à ajouter.

Les physiciens qui ont écrit avant moi sur l'eau minérale de cette fontaine, disent qu'elle n'était point riche en gaz hépatique, et préfèrent, pour l'usage médicinal, celle de la source à l'Empereur. Ils peuvent avoir eu raison, vu le mauvais état des sources inférieures de leur tems, et particulièremet des aqueducs, qui souvent avaient communication avec l'eau commune; mais cela est tout autrement aujourd'hui que le Gouvernement a fait faire de grandes réparations à ces réservoirs et aqueducs.

J'ai trouvé l'eau minérale de la fontaine à boire, l'année passée dans la saison, lorsqu'elle avait coulé plusieurs heures, de la juste température pour être buvable, et trèsconsidérablement chargée de gaz hépatique.

Il est vrai que l'eau de la source impériale est plus riche en gaz sulfuré, mais il est aussi certain que sa température est trop haute pour être bue sur-le-champ, il faut donc la laisser refroidir à l'air, ou prendre de l'eau minérale du petit réservoir de la maison; de l'une ou de l'autre manière elle perd beaucoup de son gaz sulfuré, et sera à cause de cela inférieure à celle de la fontaine à boire.

PROPRIÉTÉS ET ANALYSE des sources d'eau thermale non sulfureuse de Borcette.

I.

Ces sources font voir au premier regard leur différence des eaux d'Aix-la-Chapelle par une odeur légère non sulfureuse.

Elles naissent dans la vallée de cet endroit; l'une, appelée la fontaine bouillante, se distingue principalement, et c'est son eau qui nous a servi pour les analyses suivantes.

Cette source est située au milieu d'une rue

de Borcette, et ses eaux proviennent de beaucoup de fentes de rochers; elle est entourée de maçonnerie et forme un assez grand réservoir; l'eau est toute claire et répand une forte vapeur; le fond de la source dégage des bulles de gaz en bien plus grande quantité que la source principale d'Aix-la-Chapelle; l'eau en semble bouillir et c'est de là que provient son nom vulgaire de source bouillante.

Nous ferons voir par la suite que le gaz qui se dégage ici, est (semblable à celui de la source d'Aix) du gaz azote, mêlé avec du gaz acide carbonique.

Ce qui nous fait présumer, quoiqu'on n'ait point de preuves directes que cette source puisse bien être sulfureuse à son origine, c'est qu'elle dégage de son sein les mêmes gaz que celle d'Aix-la-Chapelle et qu'elle a dix degrés de température de plus que la dernière. Auprès de la source principale d'Aix, le soufre se sépare bien de son eau sans action extérieure, et seulement par sa haute température; ce qui ne se trouve point ou très-rarement dans les sources inférieures d'Aix-la-Chapelle, qui ne sont pas aussi chaudes; pourquoi donc cette séparation du soufre ne se ferait-t-elle point par la plus forte chaleur dans l'intérieur de la terre, les parties fixes étant en outre les mêmes que ceux des eaux d'Aix-la-Chapelle?

a. Température. On opéra, de même qu'à celle d'Aix-la-Chapelle, pour mesurer la température de cette eau de Borcette, et on la trouva être de 55 degrés Réaumur, par conséquent 10 degrés plus haute que celle d'Aix.

b. L'odeur de cette eau est très-faible, et sa saveur n'est pas désagréable, légèrement salée et un peu amère.

c. Puisée à l'instant, elle est d'un clair de cristal; exposée à l'air, il s'en dégage peu à peu de petites bulles d'air, et elle dépose de petits cristaux en forme de poussière; quand on l'approche de l'état bouillant, les bulles d'air paraissent plus fréquentes.

d. La pesanteur spécifique de l'eau minérale de Borcette diffère si peu de celle d'Aix-la-Chapelle, que nous n'avons pas jugé nécessaire de décrire ici le même calcul; nous observons seulement que nous l'avons pesée avec le même instrument et à la même température.

e. La couleur du tournesol se rougit considérablement par l'eau récente; mais, quand elle a été exposée à l'air, elle ne la rougit que fort peu.

f. Le papier, teint avec le tournesol et rougi par le vinaigre, reprit sa couleur bleue dans cette eau minérale, et y démontra la présence d'un alcali combiné à l'acide carbonique; mais la teinture du curcuma ne se rougit que par l'eau minérale, qu'on avait fait évaporer auparavant; et, après son refroidissement, on y aperçut des cristaux de carbonate de soude.

g. L'acide sulfurique et sulfureux, nitrique et nitreux, et l'acide muriatique, ne firent d'autres effets sur cette eau minérale que d'en dégager des fines bulles de gaz acide carbonique.

h. Les solutions de l'acétate de plomb et du nitrate d'argent furent précipitées en blanc par l'eau minérale récente.

i. Les vapeurs de cette eau minérale opèrent sur les métaux, qui entrent facilement en combinaison avec l'oxigène, et il paraît que l'acide carbonique, qui s'en dégage continuellement, a particulièrement part à cette oxidation.

k. La solution du nitrate de baryte troubla considérablement cette eau minérale, quand on l'eut auparavant saturée avec l'acide acétique ; et, lorsque de cette manière tout l'acide sulfurique a été séparé de l'eau minérale, le nitrate d'argent y découvrit l'acide muriatique.

l. Les alcalis firent le même effet sur cette eau minérale. L'ammoniaque la fit bientôt laiteuse, et en sépara un précipité blanc, fin, grumeleux; la potasse y fit un précipité plus considérable et plus épais; l'eau minérale cuite n'en fut point troublée; ces précipités consistèrent en carbonate de chaux, un peu de magnésie et très-peu d'argile.

m. L'eau de chaux, mêlée à cette eau minérale, fournit beaucoup de carbonate de chaux.

n. La teinture spiritueuse des noix de galles troubla bientôt cette eau toute récente, et il s'en sépara un précipité sale.

o. Le prussiate de potasse n'y fit aucun effet.

p. L'oxalate de potasse découvrit, dans l'eau récente, qu'elle tient du carbonate de chaux en dissolution; mais il ne troubla que peu l'eau, qui avait séjourné quelque tems, et point du tout celle qui avait bouilli.

D'après ces réagens employés, l'eau minérale de Borcette contient :

1.° L'acide carbonique, selon *e*, à cause de la haute température; cet acide ne peut rester adhérent en grande quantité à cette eau minérale; (ce que prouve aussi le dégagement continuel de ce gaz acide carbonique).

2.° Le carbonate de soude, selon *f*;

L'odeur et les effets des acides employés, de même que les solutions de l'acétate de plomb et du nitrate d'argent, prouvent que cette eau minérale ne contient point de gaz hépatique, mais ils indiquent les combinaisons d'acide carbonique.

3.° L'acide sulfurique, selon *k*.

4.° L'acide muriatique, selon *h* et *k*.

L'acide sulfurique et l'acide muriatique ne peuvent être combinés qu'à la soude dans cette eau minérale.

5.° Des carbonates terreux, selon *l* et *p*, qui ne sont dissous dans cette eau minérale que par la surabondance de l'acide carbonique; ce que prouve aussi cette eau cuite.

6.° La matière ressemblante à la gelée animale, selon *n.*

La teinture des noix de galles prouve que l'eau de Borcette contient encore un peu plus de cette matière qu'on a trouvé dans l'eau d'Aix, parce que l'eau d'Aix ne fut que troublée et point précipitée par l'infusion des noix de galles. Pour s'assurer que ces précipités sales ne proviennent point du carbonate de soude, on fit un carbonate de soude artificiel; et, après l'avoir un peu fait rougir au feu, dans un petit creuset, on le dissolva dans de l'eau distillée chaude, et on y ajouta de la teinture de noix de galles; le mélange demeura clair, et seulement la couleur en devint plus foncée; cette matière n'est pas ici unie au soufre, comme dans l'eau d'Aix; mais il paraît que l'air atmosphérique la sépare plus vîte de l'eau de Borcette que de celles d'Aix, car la solution aqueuse du résidu de l'évaporation de l'eau de Borcette ne fut plus troublée par la teinture des noix de galles.

Récapitulation des parties constitutives de l'eau minérale de Borcette.

1.° Acide carbonique libre.
2.° Carbonate, muriate et sulfate de soude.
3.° Carbonate de chaux.
4.° Magnésie, un peu d'argile et
5.° Un peu de cette matière indiquée.

II. *Essais sur le gaz qui provient du fond de la source.*

On eut bien de la peine à se procurer de ce gaz qui se dégage librement du fond de la source, et on procéda, pour l'obtenir de la manière suivante : on lia sur un flacon large et point haut un entonnoir court et large, on attacha tous les deux, à cause de la profondeur du réservoir, entre deux bois, de façon qu'ils purent se remuer librement, et on submergea ce flacon ainsi arrangé et renversé sous la surface de l'eau.

Le gaz obtenu avait les qualités suivantes:

1.° Il n'a presque point d'odeur, et seulement elle fut un peu méphitique.

2.° Les bougies allumées s'y éteignent, et même encore quand on y a laissé entrer un peu de gaz oxigène.

3.° Le gaz nitreux n'eut point d'effet sur ce gaz.

4.° Un oiseau y introduit mourut sur-le-champ.

5.° On introduisit dans un verre, qui contenait 3 pouces cubes de ce gaz et dont les bords étaient entourés d'eau, un morceau de chaux vive récente; vingt-quatre heures après le volume du gaz s'était diminué d'un pouce cube, et les deux autres pouces cubes n'en changèrent plus. On obtint les mêmes résultats par l'eau de chaux et par la potasse caustique.

6.° Les deux pouces cubes restans ne furent point changés en la moindre chose par le gaz nitreux.

Sur une plus grande quantité de ce gaz, délivré du gaz acide carbonique, on fit tous les essais qui caractérisent le gaz azote et on le trouva en tout ressembler au gaz azote.

Il est vraisemblable que les proportions du gaz acide carbonique et du gaz azote, varient en différentes saisons.

III. *Distillation de cette eau minérale.*

On n'aurait donc plus qu'à définir les quantités d'acide carbonique, de sels et de carbonates terreux, contenus dans cette eau minérale ; à cet effet on commença par la distillation de 33 pouces cubes d'eau minérale, et en employant le mercure pour remplir les récipiens et le bassin. On obtint 5½ pouces cubes de gaz libre; il était sans odeur, fut absorbé peu à peu par l'eau et plus vîte par les alcalis, et forma avec la chaux du carbonate de chaux. Ces 5½ pouces cubes furent absorbés par l'eau de chaux jusqu'à un demi-pouce cube, et ce restant ne fut plus diminué par le gaz nitreux.

Cette distillation deux fois répétée fournit les mêmes résultats.

IV. *Évaporation de l'eau minérale et analyse du résidu.*

On évapora 8 livres de cette eau minérale, à la manière pratiquée auprès de l'eau d'Aix-la-Chapelle, et les observations qu'on y fit furent les mêmes qu'auprès de la dernière. On obtint un résidu salin sec de 276 grains, qui fut un peu plus blanc que celui d'Aix.

Ce résidu ne colora point l'alcohol absolu comme celui de l'eau sulfureuse d'Aix, et il n'en dissolva rien; mais l'eau distillée chaude le dissolva jusqu'à un résidu de 19 grains; on marqua ce dernier de *z*.

Dans cette solution aqueuse, le nitrate de baryte démontra que son contenu en sulfate de soude sec, est de 43,68 grains, et la solution du nitrate d'argent démontra que son contenu en muriate de soude est de 48,00 grains.

Il reste donc pour le contenu en carbonate de soude 165,32 grains ; les 19 grains *z* de carbonate terreux se dissolvèrent avec effervescence dans l'acide muriatique non concentré; il resta un résidu de 6 grains qui fut du silice.

On sépara la chaux de cette solution muriatique par l'oxalate de potasse et on trouva par le calcul que le contenu en carbonate de chaux est de 11 grains.

On ajouta à cette solution, séparée de la chaux, de l'amoniaque, elle ne se troubla pas au commencement, mais quand on la chauffa il s'en sépara des flocons blancs un peu brunâtres, qui se dissolvèrent dans l'acide acéteux ou vinaigre distillé, de deux tiers et le reste se dissolva dans l'acide muriatique. Il y a donc pour contenu en magnésie 1,33 et en argile 0,66 grains.

8 livres d'eau thermale de Borcette contiennent donc, d'après ces expériences, en parties fixes.

Sulfate de soude	43,68	grains.
Muriate de soude.....	48,00	»
Carbonate de soude....	165,32	»
Carbonate de chaux ...	11,00	»
Carbonate de magnésie..	1,33	»
Argile.............	0,66	»
Silice..............	6,00	»
	275,99	grains.

V. *Sources inférieures de Borcette.*

Les sources inférieures de Borcette sont petites, sulfureuses et d'une température médiocre; mais elles contiennent bien moins de gaz sulfuré que les sources inférieures d'Aix-la-Chapelle.

d'Aix-la-Chapelle. Une de ces sources inférieures sert pour fontaine à boire, les autres sont découvertes et situées dans les prairies; on pourrait faire usage d'une de ces dernières, de celle qu'on appelle *Pockenpützgen* et dont on a déjà parlé une fois, si elle fournissait plus d'eau, car elle a justement la température qu'il faut à l'eau pour s'y baigner, et elle contient pour ce degré de chaleur assez de gaz sulfuré.

L'eau de la fontaine à boire de cet endroit contient peu de gaz sulfuré et en a aussi fort peu l'odeur; la solution de l'acétate de plomb et la solution du nitrate d'argent en cristaux, n'en furent que très-peu nuancées en brunâtre et de manière que je crus au commencement que cette eau n'était pas du tout sulfureuse. Les autres réagens qu'on a essayés sur cette eau découvrirent les mêmes substances que dans celles d'Aix.

Source d'Eau minérale ferrugineuse d'Aix-la-Chapelle, située dans la ville au quartier appelé *Driesch.*

On me permettra d'ajouter quelques mots sur cette petite source qu'on employa autrefois comme médicament. Cette source, dont les auteurs qui ont traité des eaux d'Aix n'ont parlé que très-superficiellement, appartient, il est vrai, dans la classe inférieure des sources ferrugineuses ; mais il me paraît qu'on lui doit pourtant, pour Aix-la-Chapelle, quelque attention.

Comme cette eau ne contient que peu d'acide carbonique, son contenu en oxide de fer lui adhère que faiblement, s'en sépare en très-peu de tems à l'air libre et trouble l'eau. Si on voulait faire un usage médicinal de cette eau ferrugineuse, il faudrait que la source fut toujours bien couverte, et qu'on boive l'eau sur-le-champ.

La saveur de cette eau n'est pas forte, mais l'ayant présentée à différentes personnes pour la goûter, elles m'ont toutes dit qu'elle était ferrugineuse et que ce goût se retenait assez long-tems dans la bouche.

Cette eau est d'un clair et d'une transparence de cristal, mais elle devient bientôt trouble à l'air.

La teinture spiritueuse de noix de galle en devient sur-le-champ d'un rouge violet.

Le prussiate de potasse se comporte autrement avec cette eau ferrugineuse, car elle ne se colora pas aussitôt et fort peu avec ce réagent, mais la couleur bleue parut aussitôt quand on ajouta auparavant à l'eau quelques gouttes d'acide muriatique ou d'un autre acide, qui en dégagèrent beaucoup de bulles d'air.

On évapora quatre bouteilles de cette eau ferrugineuse à une bouteille, il s'en sépara un précipité considérable d'une couleur pâle jaune d'ocre. Ce précipité se dissolva avec effervescence dans l'acide muriatique; quand on satura cette solution muriatique avec du carbonate d'ammoniaque, elle forma après, avec le prussiate de potasse, une liqueur bleue foncée opaque, et il s'en sépara beaucoup de prussiate de fer.

Cette eau ferrugineuse contient en plus du sulfate et muriate de chaux, et une quantité considérable de carbonate de chaux avec un peu de carbonate de magnésie.

www.ingramcontent.com/pod-product-compliance
Ingram Content Group UK Ltd.
Pitfield, Milton Keynes, MK11 3LW, UK
UKHW021155260726
13994UKWH00001B/466

9 782329 436128